Guide de la Cinquantaine

Avoir

50 Ans

Information médicale

Ce livre de conseils vise à améliorer l'état de forme, la condition physique et le bien-être des hommes de 50 ans.

Ces conseils sont donnés à titre informatif et ne doivent jamais se substituer à l'avis d'un professionnel de santé.

Dans tous les cas, les lecteurs de ce guide sont invités à consulter un docteur avant la reprise d'une activité physique.

www.avoir50ans.com.

Avoir 50 Ans

149 Conseils
pour ne pas devenir
Vieux, Moche et Con
après 50 ans

Roger C. Depetris

"Les rides de l'éléphant ne sont pas des signes de faiblesse
mais les marques d'une vie riche en expériences."
Proverbe asiatique

À Diego, l'objet de tant de fierté et d'admiration.
À mon épouse Béatrice dont la droiture d'esprit est admirable.

Mots de l'Auteur

Chers Lecteurs,

L'éléphant orne désormais la couverture de cette nouvelle édition du guide « Avoir 50 ans ». Ce choix est délibéré. Cet animal symbolise l'indépendance, la sagesse et la force maîtrisée dans de nombreuses cultures.

Même en période de sécheresse, l'éléphant retrouve l'eau dans la savane. Il connaît les chemins ancestraux. À 50 ans, nous aussi avons accumulé expérience et sagesse. Mais nous devons encore nous adapter au monde qui change.

Pourquoi 149 Conseils ?

Rester en Forme après 50 ans n'est pas un rêve. C'est même ma promesse. Il vous faudra du travail, de la constance et un esprit ouvert. J'ai enrichi cette édition avec les nouvelles réalités qui ont transformé nos vies récemment.

Le COVID-19 a bouleversé nos habitudes. Il nous a rappelé que la santé reste notre bien le plus précieux. La résilience est devenue indispensable, une force à travailler sans relâche.

L'intelligence artificielle a fait irruption dans notre quotidien. ChatGPT et ses semblables transforment notre travail, notre accès au savoir, nos relations. Ces outils deviennent de précieux alliés pour qui sait les maîtriser. Ne manquer pas cette révolution.

Votre défi à 50 ans ?

Préserver l'équilibre dans ce tourbillon d'innovations. Ce n'est pas simple. Mais c'est crucial pour aborder sereinement cette nouvelle vie qui commence.

Avoir 50 Ans, le début d'une Série

À 56 ans, je vois trop d'hommes baisser les bras après la cinquantaine. Les crises mondiales semblent parfois justifier leur abandon. Ne tombez pas dans ce piège ! Cette deuxième vie mérite d'être vécue pleinement, avec passion.

Ce livre ouvre une série de cinq guides pour quinquagénaires modernes. Chaque volume traite un aspect essentiel : ici les fondamentaux du **SACRES**, puis la philosophie **stoïcienne** comme boussole intérieure. Suivront le pouvoir personnel, les révolutions technologiques, et enfin comment rester jeune et en bonne santé.

Dans ce premier volume, je partage mon expérience pour garder le contrôle de votre vie. Je vous donne des outils concrets pour rester serein, heureux et en forme. Mes conseils sont simples et efficaces. À vous de jouer pour devenir un Quinqua exemplaire.

Avancez comme l'éléphant : avec détermination mais sans précipitation. Prenez le temps d'intégrer ces conseils. Paris ne s'est pas fait en une journée.

Bon Anniversaire, Roger

Avoir 50 Ans

Sommaire

A propos de l'auteur

Introduction

Avoir 50 ans

La Croisée des Chemins

*"La vraie liberté consiste dans la faculté
de choisir ses propres contraintes"* - *Reine Malouin*

Un guide destiné aux Hommes

Ce guide est dédié exclusivement aux hommes pour une raison simple : la vérité de l'expérience. Hommes et femmes vivent différemment les défis de la vie, je ne vous apprends rien. Ayant moi-même franchi la barre des cinquante, je suis né en 1968, je me sens plus pertinent en partageant des conseils basés sur mon expérience.

J'ai choisi de me concentrer sur ce que je connais le mieux : nous, les hommes. Fournir des conseils qui résonneront vraiment avec mes pairs masculins. Mon guide aborde tous les aspects de la vie d'un homme. À juste titre, bien démarrer sa deuxième vie, rester heureux, actif et en bonne santé est multifactoriel.

Pourquoi 149 conseils ?

Un guide complet de 149 conseils pour améliorer sa deuxième vie. Changer un seul aspect de son existence n'est pas très efficace pour enclencher des transformations profondes.

C'est un ensemble de petits ajustements qui crée de l'impact.

Exemple avec la perte de poids. Il ne s'agit pas seulement de manger moins pour perdre du poids. Ce serait trop facile.

Mieux dormir, bien gérer son stress, faire de l'exercice, bien manger, réapprendre à bien respirer, tout cela agit de concert pour perdre du poids.

Chaque conseil de ce guide est une pièce du puzzle pour une vie heureuse et équilibrée.

À 50 ans, le choix est devant vous : continuer comme avant ou se remettre en question. Jusqu'à présent, votre corps a corrigé les excès et les mauvais traitements.

Mais maintenant, il ne sera plus aussi indulgent. Moins résistant, des petits et de gros dysfonctionnements risquent d'apparaître au grand jour. Et entamer votre déclin, comme je le vois trop souvent.

SACRES, le principe

La première partie du guide se résume avec l'acronyme : SACRES

S : Gestion du Stress

A : Alimentation

C : Prendre soin de son Cerveau

R : Prendre soin de sa Respiration

E : Exercices Physiques

S : Prendre soin de ses Nuits

Imaginez-vous au départ d'un grand voyage en voiture.

Votre chance d'arriver à bon port ne se résume pas uniquement au carburant dans le réservoir. *Phares, pneumatiques, vidange, amortisseurs, freins...* tout est important pour arriver à destination.

Avec votre corps, c'est pareil. Les principes du SACRES sont essentiels pour réussir brillamment le passage de la cinquantaine.

Ce livre vous aide à améliorer tous les pans de votre vie : santé, repos, gestion du stress, façon de respirer, alimentation, sexualité, vieillissement, emploi, finances, projets. Les recommandations sont simples à mettre en pratique.

Chaque chapitre se concentre sur un aspect spécifique de la vie après 50 ans. J'y donne à chaque fois entre 10 et 14 conseils, fruit de mes recherches et expériences. Vous trouverez aussi de nombreuses références d'experts, des anecdotes, des "le saviez-vous ?"

Thèmes principaux

"La folie, c'est se comporter de la même manière
et s'attendre à un résultat différent."
Albert Einstein, physicien

Santé et bien-être : Des conseils pour gérer le stress, mieux manger, reprendre l'activité physique, et améliorer la qualité du sommeil.

Mental et émotionnel : Conseils pour gérer les émotions et maintenir un bon équilibre mental.

Social et familial : Conseils pour s'adapter aux changements de vie, au monde du travail.

Développement Personnel : Comment mieux s'armer pour sa deuxième vie.

Comme un architecte, ce guide vous aide à consolider les fondations pour une belle nouvelle vie. Tout changement sera difficile si un aspect de votre vie est négligé.

Alimentation, stress, sommeil, activité physique, et respiration sont les piliers sans lesquels rien n'est possible. Ce guide de la cinquantaine vous aide à révéler un nouveau vous.

Le grand secret pour tout changer à 50 ans

"Il n'y a qu'une façon d'apprendre, c'est par l'action"
Paulo Coelho, romancier brésilien

Qu'est-ce qui fait l'homme que vous êtes aujourd'hui ? Qu'est-ce qui détermine votre santé, vos finances, votre emploi ?

La réponse à ces questions est simple.
Elle tient en deux mots : **Vos Habitudes**

Changez vos habitudes et votre vie changera. Ce n'est pas plus compliqué que cela. Mais comment faire ?

Je vous propose dans la dernière partie du livre une série de défis à relever. Je me suis basé sur mes pratiques et sur mon expérience pour vous proposer ces challenges à faire sur 10 jours.

Bien sûr, rien n'est magique. 10 jours sont insuffisants pour donner de solides résultats, mais ce sont avant tout des pistes à suivre.

Santé, poids, stress, alimentation, sommeil, énergie... rien n'est à laisser au hasard pour avoir la vie que vous souhaitez.

À faire : ne tentez pas de réaliser tous ces challenges en même temps. Bonne lecture.

Partie 1

SACRES

Les Fondamentaux

Chapitre 1

Stress

Ce Voleur de Liberté

Réduire l'Impact du Stress

*"L'éléphant ne se laisse pas troubler par
les aboiements des chiens." - Proverbe africain*

Gérer le stress est sans doute la capacité la plus cruciale pour briller avec bonheur et santé dans votre deuxième Vie.

L'OMS parle du stress comme une des plus grandes menaces pour la santé humaine.

Il agit tel un voleur de liberté, troublant votre manière de penser, nuisant à votre organisme, altérant votre santé et perturbant la production hormonale.

Le stress est une réaction vitale face au danger. Mais, ses effets sont nuisibles lorsqu'il s'installe durablement dans l'organisme.

Que faire face à un monde hyperconnecté ?

Vous allez voir que gérer le stress. Apprendre à maîtriser cet ennemi silencieux n'est pas bien difficile.

Cela passe en premier par se reconnecter avec soi-même et par ralentir. Rester calme en toutes circonstances et éviter le burn-out est possible.

Que ce soit par le sport, la méditation ou encore la façon de respirer ce chapitre aborde des techniques simples pour vivre une vie sereine ou le stress est sous contrôle.

Conseils pour réduire l'impact du Stress dans votre Vie

1 - Le Stress est-il Toujours Mauvais ?

"Le saviez-vous ? Le stress augmente la pression artérielle et le taux de cholestérol. Des risques majeurs pour l'apparition de maladies cardiovasculaires."

Le stress est perçu négativement, mais il n'est pas toujours mauvais. Il est même essentiel à notre vitalité et à notre envie de se lever le matin.

Le défi n'est pas tant dans le stress lui-même. Mais bien dans notre capacité à le gérer efficacement.

Le stress agit sur le système nerveux autonome. Un peu comme dans une voiture avec les freins et l'accélérateur, le stress adapte notre organisme aux circonstances extérieures.

Le problème s'installe quand la pédale d'accélérateur reste enfoncée en permanence. L'organisme est incapable de revenir à l'état d'équilibre une fois le danger passé.

Imaginez les dérèglements, les dégâts, lorsque le stress est présent de façon durable dans votre organisme.

Les exercices de respiration, l'exercice physique, le rire, la méditation... sont des moyens pour notre corps et à son système parasympathique de reprendre le contrôle.

À faire : Réduisez votre exposition au stress en éteignant votre téléphone portable après 20h.

2 - Déjeuner en paix : se déconnecter est Vital pour votre Santé

« *Déjeuner en Paix* » comme dit la chanson de Stephan Eicher. Dans notre monde hyperconnecté, la déconnexion est essentielle pour préserver notre bien-être mental et émotionnel.

Après 50 ans, on est souvent confrontés à des responsabilités professionnelles et familiales importantes, sources de stress et d'inquiétude.

Il devient alors indispensable de s'octroyer des pauses, des moments de reconnexions avec soi-même.

Pour cela, il n'y a pas 36 solutions. Fixez-vous des règles quant à l'utilisation des écrans et des applications.

Prenez du temps pour Vous !

Permettre à l'esprit et au corps de se détendre passe par s'éloigner du flux constant de notre monde moderne hyperconnecté.

Idéalement, la chambre à coucher, la période des repas, l'heure après le réveil devraient être des zones sans technologies invasives.

Votre équilibre émotionnel passe par ces moments de paix.

Déconnecter signifie alors de se plonger dans des activités bonnes pour la santé qui permettent de se rapprocher avec la nature, avec des vraies gens et avec soi-même.

À faire : Votre bien-être global passe par du temps pour vous.

3 - L'Enfer au Fond de Votre Poche

*Réfléchissez à cette citation d'un auteur anonyme "Le téléphone ?
Un instrument qui vous sonne comme on sonne les domestiques."*

Le portable fait partie de nos vies. Mais, c'est une source constante de perturbations, de distractions et de stress.

Les notifications arrivent par dizaines, voire centaines chaque jour. Appels, messages textes, émail, notifications de nos trop nombreux réseaux sociaux... Un déluge de sonneries.

Le portable s'impose partout, à table, dans notre lit, et même aux toilettes.

Le Portable, une menace pour le Cerveau

Cet asservissement n'est pas sans conséquences sur la santé mentale et physique de chacun. Le cerveau ne se repose jamais, pris dans ce déluge de distractions.

Une nouvelle forme d'esclavage. Mais qui est le maître ?

Qu'en pensez-vous ?

À faire d'urgence : Limitez votre dépendance au téléphone en le plaçant en mode avion après une certaine heure. Evitez de l'utiliser lors des repas ou dans la chambre à coucher.

4 - Limiter l'Usage du Mobile le Matin

*"Le saviez-vous ? Les personnes souffrant de stress élevé
rapportent souvent des troubles du sommeil."*

Utiliser son portable dès le réveil expose immédiatement au stress. Et à une journée qui démarre mal.

Après avoir coupé la sonnerie, il est tentant de vérifier ses mails, les réseaux sociaux, les actualités et boom, c'est parti. Vous vous retrouvez 1 heure plus tard remonté comme une horloge.

À peine commencée, la journée vous échappe déjà face à l'avalanche de mails non lus et de publications en tout genre.

Le Matin, un Temps Sacré

Gardez vos premiers moments de la journée pour vous.

Votre esprit est productif le matin. Ne le polluez pas ! Préservez les premiers instants après votre réveil pour des activités bénéfiques à votre bien-être : sport, lecture, méditation, exercices respiratoires ou écriture.

Concentrez-vous sur VOUS et gardez le contrôle.

À faire : Laissez votre téléphone en mode avion le matin et utilisez un réveil classique.

5 - Cultiver la Diète de l'Information

" L'information exposée dans les circonstances les plus choquantes est celle dont le public se souviendra le plus longtemps. " - Aristote

Les informations nous inondent souvent de nouvelles stressantes, ce qui à la longue est toxique pour notre équilibre.

Avez-vous déjà été à l'étranger, privé de France Info, du journal télévisé et des chaînes d'informations en continu ? Quel bonheur !

Je reviens de deux semaines de vacances sans avoir suivi l'actu. Étonnamment, à mon retour, rien n'a changé : la guerre en Ukraine s'enlise, le conflit entre Israël et le Hamas s'intensifie, la crise est toujours là...

Les informations nous abreuvent de catastrophes, d'accidents et de maladies, alimentant notre stress quotidien.

Réfléchissez : quelle emprise avez-vous sur ces informations ? Aucune, hormis de les subir.

Chaque minute passée à s'abreuver d'infos est du temps gâché. Rappelez-vous un des fondements du stoïcisme : **il y a des choses sous notre contrôle et d'autres qui ne le sont pas**. Les informations appartiennent à cette deuxième catégorie.

S'il est bon de se tenir informé (et encore), être en temps réel sur l'actu ne vous apportera rien. Sauf peut-être une dépression.

À faire : Limitez votre consommation d'actualités et désabonnez-vous des notifications inutiles.

6 - Cinq Minutes
pour Réduire le Stress

« Le souffle est la porte d'entrée de notre intérieur. » - Roger C. Depetris

Nous respirons plus de 20 000 fois par jour sans y prêter beaucoup d'attention. La respiration est intimement liée à notre système nerveux autonome (SNA).

Respirer consciemment aide à synchroniser notre système nerveux, réduisant le stress comme par magie.

Notre organisme utilise le système nerveux autonome pour le fonctionnement de la digestion, pour réguler les battements cardiaques, pour gérer les sécrétions hormonales et pour gérer le stress.

Rétablir l'ordre passe tous simplement par la façon de respirer.

Un pouvoir magique : la Cohérence Cardiaque

La cohérence cardiaque rétablie l'équilibre dans notre corps. Concrètement, il s'agit de respirer lentement à raison de 6 respirations par minute pendant 5 minutes.

Ce court exercice est suffisant pour que le calme et l'équilibre s'installent pour plusieurs heures dans l'organisme. Le bonheur.

À faire : Pratiquez la cohérence cardiaque pendant cinq minutes, le matin au réveil et le soir au coucher.

7 - Évitez les Personnes Toxiques autour de Vous

"Dis-moi qui tu fréquentes, je te dirai qui tu es." - Proverbe français

S'entourer de personnes positives est crucial pour rester serein et motivé.

On dit souvent qu'on devient semblable aux personnes de son entourage. Justement, à l'avènement de votre nouvelle vie, considérez avec soin les personnes autour de vous.

C'est une condition sine qua non à votre équilibre et à votre réussite après 50 ans.

Un de mes mentors préférés disait : *"Nous sommes la moyenne des 5 personnes que nous côtoyons le plus"* (Jim Rohn). Choisir avec soin son entourage est ainsi crucial pour avancer dans la vie et rester positif.

Faites le Ménage dans vos Relations

Facile à dire, certes, mais le négatif, la méchanceté, la jalousie... pompent votre énergie et vous usent psychologiquement. Allégez-vous et prenez le large de ces environnements nauséabonds.

Ce conseil est encore plus vrai sur Internet, dans les réseaux sociaux. Mesquinerie, méchanceté, bêtise et fake news pullulent sur le web. Faites le tri et désabonnez-vous de la stupidité virtuelle.

À faire : Reconsidérez vos relations et éloignez-vous des personnes qui drainent votre énergie.

8 - Six Moyens pour Réduire l'Anxiété

*Le saviez-vous ? Avec l'âge, la capacité du corps à gérer le stress diminue
en raison de la baisse des niveaux de testostérone.*

L'anxiété est différente du stress. La première épuise progressivement en raison de l'inquiétude générée alors que le deuxième est un mécanisme de défense de l'organisme.

Comment mieux gérer le stress et réduire l'anxiété ?

- ✓ Réapprendre à **Respirer** : par le nez, lentement et profondément.
- ✓ Bien **Manger** : respecter les horaires et prendre le temps.
- ✓ Prendre soin de ses **Nuits** : pour mieux gérer le stress pendant la journée.
- ✓ Se **déconnecter** : ralentir et être dans le moment présent.
- ✓ Pratiquer la **Gratitude**.
- ✓ Avoir une **Activité Physique** régulière.

Personnellement, je pratique des exercices respiratoires presque tous les jours, matin et soir. J'ai aussi commencé le Qi Gong, une gymnastique chinoise qui coordonne mouvement et respiration. Cela me plaît beaucoup.

À faire : Intégrez dans votre quotidien des pratiques telles que la respiration profonde, veillez à votre alimentation, soignez votre sommeil. Bref prenez soin de vous pour maintenir le stress à un niveau gérable.

9 - L'Intestin
Notre Second Cerveau

Toute personne qui souffre d'états anxieux ou dépressifs devrait garder à l'esprit qu'un ventre mal en point peut être aussi à l'origine d'humeurs noires.
Giulia Enders, le charme discret de l'intestin

« Se faire de la bile », « Être pris aux tripes », « Mal digérer une déception », « Avoir la peur au ventre » des expressions qui témoignent du lien entre émotions et intestin. À juste titre.

On ne le sait pas assez, mais la santé de notre intestin affecte directement notre humeur et influe sur la capacité à gérer le stress.

Le microbiote intestinal siège de nombreux neurone fait de l'intestin notre deuxième cerveau. Un cerveau ancien, archaïque et en charge de nos réactions les plus animales.

On comprend maintenant pourquoi : la mauvaise alimentation, le stress, les carences en vitamines n'affectent pas uniquement notre organisme. Mais vient torpiller notre humeur, nos pensées, notre libre arbitre.

Qui est aux commandes ?

Un cerveau sain et un microbiote équilibré ou un cerveau embué servi d'un intestin malade de trop d'excès et de carences ?

À faire : Améliorez votre alimentation pour soutenir une bonne santé intestinale et, par conséquent, un meilleur bien-être.

10 - Un Cocktail Bonne Humeur

« La motivation vous fait commencer, mais c'est l'habitude qui vous fait continuer. »
Jim Rohn, écrivain et conférencier américain

L'effort physique est source de bien-être. Pourquoi ?

Le sport libère des endorphines. Des hormones naturelles similaires à la morphine qui procurent relaxation et bonheur.

Bouger, faire du sport est une nécessité afin de maintenir une bonne santé physique et mentale après 50 ans.

Pas fait de sport depuis longtemps ? Commencez en douceur et progressez graduellement. Mais bougez-vous.

Soyez Focus à 100 %

A ce sujet, laissez-moi vous faire part d'une réflexion. À la salle de sport, pourquoi continuer à consulter ses mails ou à surfer sur les réseaux sociaux pendant les exercices ?

Pour moi, il est crucial de se concentrer pleinement sur l'activité physique. Faire plusieurs choses à la fois, c'est ne rien faire vraiment totalement.

Faites du sport, en salle ou en extérieur, mais soyez connecté à 100 % à votre corps et à vos sensations.

À faire : *Marche, vélo, jardinage, yoga, muscu...* il y a tant de manière de bouger. Mais restez présent à ce que vous faites.

11 - Ranger : Mettre de l'Ordre dans sa Vie

" Les vrais souvenirs, c'est dans la tête que ça se range. " - Monique de Gramont

C'est prouvé. Un environnement bien rangé réduit le stress et aide à reprendre le contrôle de sa vie.

On l'a tous expérimenté. Ce sentiment de satisfaction et de sérénité après avoir rangé son garage, son bureau ou encore après avoir passé l'aspi dans notre voiture. Tout est propre et bien rangé.

Notre cerveau apprécie l'ordre tout simplement car cela lui demande moins d'énergie pour fonctionner.

Au contraire, dans la confusion et le "borde.." notre cerveau peine à filtrer toutes les informations. Cette surcharge cognitive est source de stress et d'épuisement.

Ranger, un remède au Chaos

Dans un environnement désordonné, notre cerveau travaille dur pour filtrer les distractions. En simplifiant notre espace, nous réduisons le stress et augmentons notre sentiment de contrôle.

Sébastien Bohler explique ce phénomène d'un point de vue évolutif. Pour nos ancêtres, un environnement ordonné était synonyme d'absence de danger. Cette préférence, renforcée au fil des générations, rend notre cerveau réceptif à l'ordre et à la quête de sens.

À faire : Simplifiez, rangez, nettoyez, jetez... bref faites le tri autour de vous. Maintenir son environnement rangé libère des ressources mentales et diminue le stress.

12 - Pourquoi se mettre à la Méditation ?

Le saviez-vous ? On peut méditer en marchant. Exemple avec la marche afghane où l'attention synchronise les pas et la respiration.

La méditation est aux antipodes de notre monde moderne. Quand la première nous invite au calme et au moment présent la deuxième nous bombarde de sollicitations et torpille notre faculté d'attention.

Il n'y a pas une seule façon de méditer. Mais bien pléthores de techniques qui convergent vers les mêmes fondements. Vivre le moment présent, porter de l'attention à sa respiration, réduire le flot de nos pensées...

La méditation nous aide dans tous les cas à devenir plus résilient, à mieux gérer les difficultés et les imprévus de la vie.

Méditer, pour se préparer au Combat

Chose qui ne va pas manquer d'arriver dans votre deuxième vie.

Mémoire, faculté de concentration, santé mentale... méditer c'est honorer son corps. C'est prendre soin de son plus grand trésor, son cerveau, en l'éloignant du brouhaha de la vie.

Commencer par quelques minutes par jour peut être bénéfique. La méditation traditionnelle ne vous attire pas ? Commencez par des exercices de respiration pour en découvrir les bienfaits.

Utiliser les Applications de Méditation Guidée pour Réduire le Stress

*" Médite bien tes actes avant de les poser car, dans la vie,
les mauvaises actions ont plus d'écho que les bonnes. " - Dona Maurice Zannou*

Voici un conseil pour les adeptes de nouvelles technologies. Comment utiliser le progrès pour mieux méditer ?

Des applications de méditation, comme Headspace, offrent des programmes complets pour améliorer sa santé mentale.

Headspace revendique 70 millions d'utilisateurs à l'heure où j'écris ces lignes.

Une appli bien notée et disponible en français

Après une période d'essai gratuite, Headspace est payant. À chacun de voir les bénéfices que cette application procure avant de basculer dans la version payante du service.

Dans tous les cas, de nombreux utilisateurs rapportent d'énormes bienfaits sur la gestion du stress et sur le sentiment de bien-être que procure l'utilisation de cette app.

La méditation avec ou sans application, c'est aborder avec Sagesse et Confiance sa deuxième vie.

À faire : Testez les applications de méditation guidée comme Headspace.

13 - Besoin d'Aide ?
L'IA à votre Secours

*" Très souvent un changement de soi, est plus nécessaire
qu'un changement de situation. " - Théodore Monod*

La technologie est source de stress lorsqu'elle nous envahit et nous déborde, comme nous l'avons constaté.

Mais on peut aussi l'utiliser pour calmer ses angoisses et baisser son niveau de stress.

De nombreuses applications, utilisant l'intelligence artificielle, existent pour offrir un soutien émotionnel et psychologique en temps réel.

Une mini thérapie à la demande

Un coach bien-être disponible H24 dans un environnement sécurisé et confidentiel.

Inspirées des thérapies comportementales et soutenues par des experts en psychologie, ces applications visent à Réduire le stress, l'anxiété et le sentiment de solitude.

Avec l'avancée de l'IA, on peut combattre le sentiment de solitude et discuter des difficultés rencontrées.

Explorez ces applications de chatbots de soutien pour ne plus vous sentir seul face au stress et à ses effets néfastes

Chapitre 2

Alimentation

Nourrir son Corps
et son Esprit

Comment Mieux Manger Après 50 Ans

> *"L'éléphant ne mange pas en une seule bouchée.*
> *Il prend son temps et sélectionne avec sagesse."*
> *Sagesse ancestrale thaïlandaise*

Le pays de Maya est particulièrement injuste. Alors qu'une reine peut vivre des années, l'espérance de vie d'une abeille ouvrière n'est que de quelques semaines. Identique génétiquement, c'est grâce à la gelée royale, un superaliment, que la reine survit aussi longtemps.

Ce qui est vrai chez les abeilles, l'est encore plus chez nous. Le contenu de votre assiette est essentiel pour rester en forme et espérer vivre vieux.

L'INSERM rappelle également que l'alimentation joue un rôle clef dans l'apparition de la majorité des maladies chroniques.

Mais comment s'alimenter correctement ? Devons-nous opter pour une alimentation bio, devenir végétarien ou végane ? Quelles sont les fondations d'une alimentation saine ?

Pas facile de s'y retrouver. Je vous l'accorde.

Dans ce chapitre, je vais insister sur un élément crucial qui est rarement évoqué lorsqu'on parle d'alimentation. **Il s'agit de l'heure des repas.**

Vous allez découvrir que bien s'alimenter n'est pas difficile. Et, que nous ne sommes pas conçus pour être en mode digestion en permanence.

Conseils simples pour adopter une meilleure Alimentation

14 - À quelle heure on Mange ?

« S'il fait jour, vive le soleil ! S'il fait nuit, vive le sommeil ! » - Youcef Nemmar

Nous accordons trop d'importance à la composition de notre assiette. Beaucoup moins à l'heure à laquelle nous mangeons. Une erreur !

Manger à des heures irrégulières déséquilibre notre horloge interne, qui fonctionne selon un rythme circadien de 24 heures.

Manger fréquemment maintient notre organisme en mode digestion constant. Alors que notre organisme a tant d'autres choses à faire.

Satchin Panda a étudié les liens entre alimentation et rythme circadien. Pour lui, manger n'importe quand est à l'origine de l'explosion du nombre de maladies chroniques et inflammatoires qui touchent bien trop d'hommes spécialement après la cinquantaine. Rien que ça !

La solution est pourtant d'une étonnante simplicité. Éviter les grignotages incessants et respecter une fenêtre de jeûne de 12 à 16 heures entre deux repas.

Oui, on peut se passer du petit dej ou du repas du soir. Allez-y doucement, pour vous habituer à cette façon de manger.

Pour approfondir le sujet, je vous recommande « The Circadian Code » de Satchin Panda. Et, toutes les informations que vous trouverez sur les bienfaits du jeune intermittent.

L'Application Tracker de Jeûne

"Le saviez-vous ? Le jeûne intermittent est une méthode naturelle, simple et efficace pour perdre du poids et rester en forme.

Je ne sais pas pour vous. Mais, je n'ai jamais été très passionné des nombreuses applications disponibles dans notre téléphone. Il en existe pour tout et n'importe quoi.

Mais c'était avant d'utiliser l'application, en version gratuite, tracker de jeûne.

Avant de rentrer dans les détails de l'application, laissez-moi vous partager mon engouement pour le jeûne intermittent. Une façon simple et naturelle pour corriger les excès, pour maîtriser son poids et pour rester en forme.

Permettre à votre Foie de faire une pause

L'application Tracker de Jeûne est un outil intuitif et ludique conçu pour vous guider dans la pratique du jeûne.

L'appli permet de suivre ses progrès et la fonction minuteur matérialise la phase dans laquelle vous vous trouvez.

Vous y trouverez de nombreux conseils pour découvrir cette pratique et pour faire les choses correctement.

À faire : Téléchargez l'application Tracker de Jeûne pour commencer votre parcours vers une vie plus saine. Commencez par le rythme 14/10, qui est un excellent moyen de reprendre en main votre santé et votre alimentation.

15 - Que regardez-vous en Mangeant ?

« On mange avec les yeux, pas avec l'estomac. »
Pierre Chandon, professeur à l'Insead.

J'observe de plus en plus de personnes qui veulent faire 36 choses à la fois. Exemple, faire du sport et regarder la télé.

Pour manger, c'est pareil. Exemple, avaler de la nourriture le nez fixé à l'écran du smartphone.

C'est une grave erreur. Que ce soit dans un cas ou dans l'autre, vouloir être partout à la fois, c'est finalement n'être nulle part.

La nourriture doit être source de plaisir, une présence totale du cerveau pendant les repas pour bien profiter des micronutriments.

La pleine conscience prend tout son sens lorsqu'il s'agit de manger. Être pleinement présent lors des repas est vital

La digestion commence dans le Cerveau

Manger sans distraction prépare l'organisme à la digestion.

J'invite tous les nouveaux quinquagénaires à ne pas succomber à cette nouvelle mode qui consiste à manger en surfant sur internet, à manger en marchant ou même en conduisant.

À faire : Soyez présent pour votre estomac, pour votre cerveau et pour votre santé.

16 - 3 règles pour
Une parfaite Alimentation

« Le médecin de l'avenir ne traitera pas le corps humain avec des médicaments, mais il soignera et préviendra les maladies avec la nutrition. » Thomas Edison

Une bonne alimentation repose sur trois principes essentiels. Dans son livre « Mangeons Vrai », Anthony Fardet donne les deux premiers.

- ✓ Composer son alimentation de 85% de produits végétaux contre 15% de produits animaux.
- ✓ Limiter la consommation de produits ultra-transformés, qui sont souvent chargés d'additifs et de conservateurs.

Comment reconnaitre un aliment ultra-transformé ?

C'est simple. Sa liste d'ingrédients est longue et incompréhensible. Les produits transformés sont néfastes pour la santé. Ils contiennent trop de sel, de sucre, de conservateurs et de mauvaises graisses.

La dernière règle pour mieux manger concerne notre **Petit Déj**

Désolé pour les amoureux du pain beurre et confiture, moi le premier, mais l'idéal est de commencer sa journée par un repas salé. Cela limite le pic de glycémie dû à un apport trop riche en glucides.

Perso, je saute de plus en plus fréquemment le petit déjeuner pour commencer à m'alimenter à midi.

À faire : Repensez la composition de votre petit-déjeuner.

Quels Aliments consommer à 50 ans ?

« Appliquez-vous à garder en toute chose le juste milieu. » - Confucius

Trouver une liste d'aliments à privilégier n'est pas chose facile.

Sur Internet, le nombre de résultats peut donner le vertige. Dans tous les cas, laissez-vous guider par le bon sens paysan et privilégiez toujours les choses de saison et local si possible.

Moi, je me régale avec une belle assiette pleine de couleur et beaucoup d'huile d'olive.

Voici ma liste des aliments à privilégier :

- ✓ Tomate, asperges (antioxydants)
- ✓ Avoine (santé cardiaque)
- ✓ Avocat (oméga-3)
- ✓ Brocoli (pour la vessie et la mémoire)
- ✓ Œuf (muscles)
- ✓ Amande et Noix
- ✓ Huiles d'olive et de lin (cerveau)
- ✓ Saumon, maquereau (oméga-3)
- ✓ Chocolat noir (humeur et mémoire)
- ✓ Eau faiblement minéralisée (hydratation)
- ✓ Réduisez les aliments ultra-transformés.

Conseil : La technologie nous offre des applications pour nous aider à mieux manger. Yuka, Fruits et Légumes de Saison, Food Visor... il n'y a que l'embarras du choix.

17 - Aliments frits et malbouffe, le duo gagnant pour devenir plus « C.. »

Le saviez-vous ? La consommation régulière de malbouffe réduit les fonctions cognitives et augmente le risque de dépression, selon des études récentes.

Les aliments frits sont nocifs pour la santé. Mais pourquoi ?

Premièrement, ce mode de cuisson imprègne les aliments de substances néfastes pour nos cellules et nos vaisseaux sanguins.

Ensuite, la digestion des aliments frits est difficile. Elle ralentit l'organisme et accélère son vieillissement.

Un Poison pour le Cerveau

Selon une étude, la malbouffe, notamment les aliments, frits impacte le cerveau en quelques jours seulement.

Enfin, comme un malheur n'arrive jamais seul, la qualité des huiles de friture est aussi un facteur à risque.

En clair, réduire sa consommation de frites est une priorité pour rester en forme et en bonne santé.

Conseil : limitez votre consommation de chips, frites, poulet et poisson frits, particulièrement au restaurant, au self, à la cantine.

18 - Moins de viande rouge pour une meilleure Santé

Le saviez-vous ? Les cernes sous les yeux, une haleine fétide,
une mauvaise odeur corporelle sont des signaux d'alerte.
Notre système digestif peine à digérer la viande rouge.

Mauvaise nouvelle pour les amoureux de burgers et de steak tartares : la consommation excessive de viande rouge favorise le durcissement des artères.

Ce qui provoque des complications cardiovasculaires.

En réduisant votre consommation de viande rouge, vous allez permettre de :

Préserver l'environnement : Produire un kilo de viande de bœuf nécessite 15 000 litres d'eau.

Améliorer votre santé : la consommation de viande rouge est associée à des maladies comme le cancer du côlon, du pancréas, et de la prostate.

Sauver des animaux : 65 milliards d'animaux sont abattus chaque année pour nous nourrir.

Alors bleu, saignant ou à point ?

À faire : Réduire votre consommation de viande rouge permet d'être à la fois un meilleur citoyen et en meilleure santé.

19 - Comment stabiliser sa Glycémie ?

Le saviez-vous ? Jessie Inchauspé, dans son livre « Glucose Révolution », met en avant un conseil diététique essentiel : commencer les repas par une portion de fibres, comme des légumes, pour limiter les pics de glycémie.

Pour certains, commencer un repas par une salade est une évidence. Et, bien ils ont raison d'un point de vue diététique.

Les fibres présentes dans la salade, les légumes, ralentissent l'absorption du glucose dans le sang.

Ces fibres aident à prévenir les pics de glycémie. C'est tellement important lorsque l'on connaît les conséquences de ces pics sur le diabète ou encore sur le stockage excessif de graisse.

Salade et Vinaigre, un duo gagnant

C'est une méthode simple à intégrer dans votre alimentation. Commencez par manger des légumes, ou une salade verte, au début du repas. Ne faites pas l'impasse sur le Vinaigre.

Selon l'auteur, cette règle peut réduire de 60% les pics de glycémie.

À faire : Lors de votre prochain repas, servez-vous d'abord des légumes crus ou cuits avant de passer aux autres groupes alimentaires. Une habitude simple pour améliorer votre santé.

20 - Faux sucre, édulcorant, light, allégé... Pourquoi est-ce une mauvaise idée ?

" L'obésité et le diabète ne cessant d'augmenter, l'utilisation de faux sucres, autrement dit édulcorant, est de plus en plus discutée..." extrait Revue Médicale Suisse

Les produits édulcorés, allégés sont de belles inventions marketing. Le goût du sucre sans l'apport en calorie.

Un peu comme avec ce dicton « vouloir le beurre, l'argent du beurre et le c.. de la crémière. ». Tout cela est trop beau pour être vraie.

Un leurre pour notre cerveau

Ce procédé agit en fait contre notre santé. Les produits allégés, édulcorés sont obtenus à grand renfort de produits de synthèse et rendu possible par des procédés chimiques complexes.

Ces produits trompent notre cerveau qui reçoit le goût du sucre mais sans l'apport calorique qui lui est généralement associé. De quoi en perdre son latin.

Le fonctionnement de notre organisme est perturbé par ces distorsions et encore un peu plus empoisonné par toutes les substances qui sont employées par les industriels pour faire du light.

À lire : « Le light, c'est du lourd » par Henriette Chardak.

21 - Sucre et Cancer
L'alliance infernale !

« Le cancer se nourrit avant tout de sucre »,
affirme le Dr David Servan-Schreiber.

Le sucre est omniprésent dans notre alimentation : farine blanche, sodas, sucre caché...

Dans notre monde moderne et industrialisé, nous consommons en moyenne 35 kg de sucre raffiné par an et par personne. Une telle quantité ne peut pas être gérée efficacement par notre organisme, notre foie et notre cerveau.

Un Fléau qui ne dit pas son Nom

Selon le professeur David Servan-Schreiber : « Le cancer, ce développement anarchique des cellules, se nourrit du sucre qui agit comme un engrais et favorise le développement de la maladie. »

La consommation excessive de sucre est un fléau qui nous touche depuis trop longtemps. Et, on s'étonne aujourd'hui de l'explosion de maladies chroniques dites de civilisation.

À faire : Prenez conscience de l'importance du sucre et réduisez drastiquement sa consommation.

22 - Réduire les Ronflements !
Lien entre Respiration et Alimentation

Le saviez-vous ? L'alimentation moderne modifie la forme de notre visage et de notre mâchoire. Ce qui a des conséquences fâcheuses sur la qualité de nos nuits.

Nous mâchons de moins en moins. Ce qui explique peut-être que nous n'avons plus la même dentition que nos lointains ancêtres.

D'une part, le temps passé à table diminue ; D'autre part, notre alimentation moderne est essentiellement cuite et industrielle. C'est-à-dire composée d'aliments très mous.

Résultat, pour beaucoup la mastication se réduit comme peau de chagrin.

De curieuses Conséquences

Ces changements dans notre façon de manger ne sont pas sans conséquence sur la forme de la mâchoire, sur la forme du visage, ou encore sur le positionnement de la langue.

Et on en arrive à notre sujet : moins mâcher affecte les voies respiratoires et entraîne une obstruction nasale. La qualité du sommeil s'en trouve touchée avec l'accentuation des ronflements et des apnées du sommeil.

À faire : introduisez dans votre alimentation des aliments bruts, durs et non industriels pour vous obliger à mâcher plus.

23 - Comment choisir ses compléments alimentaires ? la Règle d'Or

Le saviez-vous ? 75 % de la population manque de magnésium, essentiel pour plus de 300 réactions métaboliques dans l'organisme.

En matière de supplémentation, il y a les pour et les contre.

Perso, je suis pour. Je pense que notre alimentation et la composition de nos repas, ne permettent pas d'apporter à notre organisme tous les éléments qui lui sont nécessaires pour son bon fonctionnement.

D'autres facteurs entrent aussi en jeu, le pouvoir d'achat, ou encore le temps dont on dispose pour cuisiner, militent pour la prise de compléments alimentaires.

Mais leur utilisation doit être prudente. Les compliments alimentaires ne doivent pas remplacer entièrement l'alimentation.

Optez pour ceux **à base de produits naturels** et évitez les molécules de synthèse. Les compléments sont très concentrés et, utilisés sans discernement, peuvent être plus nocifs que bénéfiques.

Variez votre alimentation et associez la prise de compléments à la consommation de vrais aliments. Dans tous les cas, faites vous conseiller. Il existe des vrais magasins spécialisés. Tout ne se passe pas sur le net.

À tester : Les compléments Green Superfood par Amazing Grass ou ceux d'Athletic Greens

Chapitre 3

Cerveau

Péril en la Demeure

Comment prendre soin de son Cerveau ?

"L'éléphant n'oublie jamais. Sa mémoire est son plus grand trésor
et sa meilleure protection." - Proverbe indien

Prendre soin de son cerveau dès 50 ans est une mesure préventive contre les menaces comme Parkinson, Alzheimer et les autres maladies similaires.

Une nécessité pour naviguer dans votre deuxième Vie avec **Force, Sagesse et Bonheur**.

N'attendez pas qu'il soit trop tard avec l'apparition des premiers signes inquiétants de déclins mentaux pour agir. Prudence est mère de sûreté dit l'adage.

La bonne santé de votre cerveau vous sera particulièrement utile pour affronter les défis de la vie après 50 ans.

C'est aussi la condition sine qua non pour continuer d'innover, d'avancer, d'avoir des projets dans la vie.

Dans ce chapitre, je vous dévoile des conseils pour préserver votre plus grand trésor. Celui que l'on ne peut ni vous enlever, ni perdre.

Prenez soin de votre future en choyant votre cerveau dès aujourd'hui. C'est votre passeport pour des lendemains sereins.

Votre Cerveau, conseils pour le plus précieux des trésors

24 - L'Hydratation
Elixir Cérébral

Le saviez-vous ? Chaque cellule de votre cerveau a besoin d'eau pour fonctionner. Les maux de tête après une soirée trop arrosée sont là pour nous le rappeler.

Le cerveau se compose au 3/4 d'eau.

Le bon fonctionnement de la mémoire, des capacités de réflexion ou même de la stabilité émotionnelle dépendent directement du niveau d'hydratation.

Garder les idées claires et prendre les bonnes décisions dans la vie commencent par boire un grand verre d'eau.

Commencez à boire dès votre réveil. Le cerveau et votre organisme se sont déshydratés pendant la nuit.

Quelle eau faut-il boire ?

Préférez des eaux faiblement minéralisées. Elles sont idéales pour maintenir un bon équilibre électrolytique sans surcharger vos reins.

Sans faire de publicité, je vous conseille l'eau Mont Roucous. Cette eau se distingue par sa faible teneur en minéraux. Avec seulement 30 mg/L de résidu sec à 180°C, elle figure parmi les eaux minérales les moins minéralisées disponibles en France.

À titre de comparaison, l'eau Hépar a une teneur moyenne de 2513 mg/L de résidu sec.

25 - Alimentation
le Cerveau raffole du bon Gras

« Je prédis qu'alors que nous en apprenons plus sur la fonction des graisses et des huiles dans le cerveau, ces connaissances changeront fondamentalement notre façon de voir les désordres du système nerveux. » Michael A. Schmidt, Ph. D.

Le cerveau est énergivore. Une bouchée sur cinq de votre alimentation sert à couvrir ses besoins énergétiques.

Le cerveau a un faible pour les aliments gras. Ceux qui lui apportent des Omégas 3.

Ce type de gras l'aide à mieux fonctionner et joue un rôle protecteur pour les neurones.

Voici les aliments dont le cerveau raffole :

Les noix, les huiles végétales (chanvre, lin, colza, olive, MCT), les œufs, les maquereaux, les sardines, le saumon, l'avocat, l'huile de foie de morue.

À l'opposé, fuyez la malbouffe, les aliments frits, les sucres raffinés et l'excès de sel pour garder un cerveau fonctionnel.

À faire : réduisez votre consommation de sucre et augmentez celle de bon gras.

26 - Le manque de Sommeil détruit votre Cerveau

" Un peu de sommeil vous remet de bien des choses "
Tolkien / Bilbo le Hobbit

Dans le silence de la nuit, pendant votre sommeil, votre cerveau travaille. Il profite de ce temps pour ranger, classer et trier les souvenirs.

Votre mémoire, votre disque dur est rangé, réparé, organisé alors que vous dormez.

Le sommeil sert aussi au nettoyage de votre organisme. Le système immunitaire se renforce et votre équilibre émotionnel est garanti avec de douces et longues heures de sommeil.

Un temps pour chaque Chose

À l'inverse, privé de sommeil, le cerveau fabrique moins de molécules pour le bon fonctionnement des synapses et de l'hippocampe.

Il est aussi plus difficile d'apprendre et de réfléchir clairement lorsque l'on affiche un déficit de sommeil.

Bref, en manque de sommeil, vous n'avez pas les idées claires et ce n'est pas qu'une impression. C'est aussi la certitude de ne pas exploiter à 100 % votre potentiel de matière grise.

Nous avons besoin de huit heures de sommeil chaque nuit.

27 - Le Cortisol ronge le cerveau

Le saviez-vous ? Le cortisol est une hormone liée au stress. Mais pas que !
Elle joue un rôle essentiel pour passer de la phase de sommeil à celui d'éveil
et joue sur notre niveau d'énergie le matin.

Votre cerveau est embrumé. Vous avez du mal à réfléchir et à prendre des décisions. Bref votre vie piétine. C'est le statu quo.

Votre exposition au stress pourrait bien en être la cause.

Le stress parasite la réflexion et endommage le fonctionnement du cerveau. C'est au niveau hormonal que tout se joue.

Le stress produit du cortisol dans le corps humain, une molécule pas très agréable qui cause des inflammations dans l'organisme.

À long terme, le stress et le cortisol attaquent les barrières de protection du cerveau.

Affaiblie, endommagée par le stress, la barrière hématoencéphalique laisse le cerveau à la merci des inflammations.

Les régions comme l'hippocampe, le cortex préfrontal et l'amygdale sont alors menacés.

À faire : la pratique d'exercices respiratoires diminue le niveau de stress presque instantanément. Faites au minimum cinq minutes de cohérence cardiaque le matin au réveil et le soir au coucher.

28 - La Gratitude
Une Caresse pour le Cerveau

Le saviez-vous : les neurosciences montrent que la pratique de la gratitude est un gage de bonne santé physique et relationnelle.

Pourquoi, dire merci serait-il bénéfique pour le cerveau ?

Est-ce un hasard, si la pratique de la gratitude que l'on exprime dans des prières existe déjà depuis bien longtemps ?

La gratitude fait du bien à notre esprit. Elle produit dans l'organisme une avalanche de sérotonine et de dopamine, deux hormones liées au bonheur.

En cela, les bienfaits de la gratitude améliorent la santé, supportent le système immunitaire et combattent le stress et l'anxiété.

Pour le plaisir

Pratiquer la gratitude quotidiennement, c'est aussi se remercier.

Remercier son corps de fonctionner, son cerveau d'émettre des pensées, son sang de circuler, toutes ces choses que l'on prend pour argent comptant. Et qui sont essentielles à la vie.

Bref, dire merci permet d'être plus heureux et en meilleure santé.

À faire : Ralentissez ! Soyez présent au monde extérieur et dites Merci.

29 - Respiration : le Pouvoir du Souffle sur l'Esprit

Les Chinois affirment que nous naissons avec un certain nombre de respirations prédéterminé. Ainsi, économiser sa respiration est synonyme de prolonger sa vie. Si on n'en croit les peuples du soleil levant.

À lui seul, le cerveau consomme 40 % de l'oxygène que nous inspirons. Une respiration de qualité, longue et profonde, est donc le gage d'un cerveau mieux oxygéné et en meilleure santé.

Pour trop de personnes, la respiration est une évidence.

Cela n'empêche que, nous sommes trop nombreux à mal respirer. Cerise sur le gâteau, lorsque l'on respire par la bouche.

Le Bonheur au Bout de votre Nez

Avoir les idées claires et un cerveau équilibré passe par une respiration nasale lente et profonde.

Concrètement : une respiration lente (respirer quatre à huit fois par minute) augmente la concentration d'oxygène dans le sang, tout en réduisant le niveau de stress.

À faire : pratiquer une activité physique en extérieur et le matin de préférence pour mieux oxygéner le cerveau. Effectuer des exercices respiratoires quotidiennement pour reprendre le contrôle de votre souffle est une nécessité après 50 ans.

30 - Voir la vie en Rose
Et pourquoi pas

« Celui qui souffre avant que ce ne soit nécessaire
Souffre plus que nécessaire » - Sénéque

On a parfois tendance à trop focaliser son attention sur les choses qui ne vont pas. Pire encore, lorsqu'on extrapole sur celles qui pourraient mal tourner.

J'en ai déjà parlé, cela provient de notre propension à voir le danger en premier. Fruit d'une lente évolution, notre cerveau pour assurer notre survie a été câblé pour voir les menaces et les dangers.

Aujourd'hui, l'actualité de ces derniers mois n'est pas là pour nous aider. *Monté des populistes, guerres, crises économiques,* ce flot incessant de mauvaises nouvelles mine notre cerveau.

L'équilibre émotionnel passe par consacrer du temps à ce qui va bien. À l'image de la philosophie **stoïcienne**, concentrez-vous sur les choses qui sont en votre pouvoir et rendez-les belles.

À l'image d'un jardinier, plantez dans son cerveau de bonnes graines, sachez les écouter, les admirer et en récolter les fruits.

À faire : Notez chaque jour une ou plusieurs BONNES choses qui vous sont arrivées. Interrogez-vous : comment faire pour que cela se reproduise ? Et faites une croix sur les actualités.

Ralentir, être présent
ou l'éloge de la lenteur

" Sois prompt à écouter, et lent à donner une réponse. " - Ben Sira

La vie est stressante. Les journées n'ont que 24 heures et les sollicitations extérieures sont trop nombreuses.

Travail, famille, smartphone, publicité, réseaux sociaux et notifications semblent se lier pour voler le contrôle de nos vies.

Manger en surfant sur son smartphone, téléphoner au volant, être avec des amis et sur son tel en même temps, marcher dans la rue tête baissée, les yeux rivés sur son tel.

Vous l'aurez compris, ce n'est pas tenable !

Ralentir pour vivre Mieux

Le cerveau a besoin de ralentir, de s'installer dans le moment présent, d'être à 100 % disponible à son corps, aux autres et à son environnement.

Ralentir rend son cerveau plus efficace et pertinent. Protégez son esprit par une sphère de calme, de repos et de contrôle. Voilà le vrai défi.

À faire : Sous votre douche, dans la voiture, en mangeant, en marchant, avant de dormir, le matin au réveil profitez chaque jour de moments de connexion avec vous-même.

31 - Fuyez le négatif
Il vous empoissonne

" La bêtise des hommes est de critiquer l'originalité des autres " - Alain

Préservation de l'espèce, peur du danger... appelez ça comme vous voulez, mais effectivement, notre cerveau est conçu pour voir le négatif en premier.

Héritage de nos lointains ancêtres, cette prédisposition à pressentir le danger a été bien utile pour survivre.

Aujourd'hui, cette inclinaison du cerveau à voir le négatif en premier existe toujours.

Les déclencheurs ont changé

Il ne s'agit plus aujourd'hui d'échapper à des prédateurs pour survivre.

Mais, les notifications incessantes, le flot d'actualités, ouvrir ses mails, fréquenter des personnes toxiques, les embouteillages… provoquent les mêmes montées de stress et à la longue endommagent le cerveau.

Pensez-y : Soyez précautionneux des informations qui entrent dans votre cerveau.

Cerveau en péril et dépendances

Le saviez-vous : Selon le baromètre AXA Prévention, nous sommes 78% à utiliser notre téléphone au volant, notamment pour consulter nos réseaux sociaux.

Alors que l'on vieillit, nous sommes confrontés à de nouvelles formes d'addiction.

Usage de drogue, abus d'alcool, tabac, s'ajoute désormais de nouvelles dépendances toutes aussi dangereuses pour le cerveau.

Les écrans d'ordinateurs et de smartphone, le visionnage abusif de porno, la pratique des jeux d'argent en ligne, les réseaux sociaux... j'en passe et des meilleurs sont désormais des sources de dommages considérables pour le cerveau.

De nouvelles Menaces pour notre Cerveau

Ces comportements et abus entraînent des conséquences sur nos neurones. Les récepteurs de dopamine, comme avec les addictions classiques, ont besoin de toujours plus de sollicitations.

Perte de motivation, changement d'humeur, peur du risque, déprime, burn-out sont alors des conséquences bien fâcheuses pour les hommes après la cinquantaine.

Le cerveau ne fait pas la différence entre monde réel et virtuel. Les risques de dépression et de désocialisation sont eux bien réels.

À faire : Soyez conscient du caractère addictif des nouveaux outils de communication. Revenez dans la vie réelle.

32 - Le cerveau et l'activité physique

Notre corps est conçu pour bouger. Faire de l'exercice après 50 Ans est essentiel pour rester en forme et ne pas sombrer.

Bouger profite également à notre Cerveau.

Mieux irrigué, le risque d'apparition de maladies dégénératives diminue avec l'activité physique.

Le sport est une source de bonheur par la production d'hormones qui y est associée. Il entraîne notre capacité de concentration et stimule la mémoire.

L'activité physique ne se résume pas uniquement à la course à pied, ou à l'entraînement en salle.

Marcher, jardiner, danser, faire du tai-chi... chacun peut pratiquer l'activité physique qui lui correspond. Moi, j'ai découvert depuis peu les exercices du docteur Zach Bush et la pratique du Qi Cong.

Gagner du temps ? Une fausse bonne idée

Mais au risque de me répéter. Ne faites pas de sport en voulant faire 36 choses à la fois. Soyez pleinement présent à votre corps, à vos muscles et sensations.

C'est n'être nulle part à la fois que de vouloir être partout.

À faire : pratiquez du sport régulièrement. En extérieur, c'est encore mieux. Et en étant à 100% à ce que l'on fait

33 - Comment rendre son cerveau créatif ?

*" Si vous pensez que l'aventure est dangereuse, essayez la routine...
Elle est mortelle ! " - Paulo Coelho*

Avoir un esprit créatif est bien utile après 50 ans. Rassurez-vous, la créativité n'est pas innée ; elle se cultive par la pratique et l'entraînement. Et, cela pourrait bien vous servir pour relever les nombreux défis qui se profilent à l'horizon.

La créativité, comme un muscle, s'atrophie sans exercice.

James Altucher, une personne que j'admire, recommande un exercice simple pour stimuler sa créativité : **générer 10 nouvelles idées chaque jour** que vous inscrivez dans une liste.

Devenir une Machine à Idées

Au début, l'exercice est facile, mas cela se corse à partir de la cinquième idée. L'idée est d'entrainer son cerveau à être créatif.

Altucher a écrit plusieurs livres sur le succès personnel, l'investissement, et la manière de gérer les échecs. Il est également célèbre pour son concept de **"Choose Yourself"**, qui encourage les individus à prendre en main leur destin financier et personnel sans dépendre des autres.

Aide-toi et le ciel t'aidera dit l'adage.

À faire : Ne vous inquiétez pas de la qualité des idées dans l'exercice de James. L'objectif est de continuer à en produire pour muscler son cerveau et sa créativité.

Votre Cerveau a soif d'Apprendre

Le saviez-vous : le déclin intellectuel débute autour de 27 ans.
Celui de la mémoire autour de la quarantaine.

C'est bien connu, tout ce qui n'avance pas finit par régresser.

Avec le cerveau, c'est pareil.

Penser que l'on peut vivre sur ses acquis et garder un cerveau fonctionnel au top est une erreur, un leurre, une stupidité.

La bonne nouvelle est que le cerveau n'est pas figé. Apprendre, mais aussi la lecture, la musique... les activités mentales sont bonnes pour le cerveau.

Et ce à n'importe quel âge.

Connaissez-vous le terme **neuroplasticité** du cerveau ? Cette faculté du cerveau à créer de nouvelles connexions par l'apprentissage et les nouvelles expériences est salutaire pour avancer, progresser, changer, dans la vie.

Mais, faut-il encore le vouloir et faire preuve d'un minimum de curiosité.

À faire : Soyez curieux et ouvert.

Faites l'exercice suivant pendant un mois : notez chaque jour une à deux choses que vous avez apprises.

34 - Mémoire, la Stimuler et l'Entretenir

"Sans mémoire nous serions dépourvus d'identité, d'expression, de savoir, de connaissances, de réflexion et même de projection dans l'avenir." - Sébastien Martinez

Est-ce qu'il est normal de voir sa mémoire défaillir alors que l'on vieillit ? Pour beaucoup de spécialistes, le déclin de la mémoire n'est pas inéluctable.

Comme un muscle, le cerveau et la mémoire doivent être régulièrement stimulés. Principalement de trois façons.

- ✓ Premièrement, en maintenant une vie riche en relation avec les autres.
- ✓ Deuxièmement, en prenant conscience que la diminution de l'attention entraîne des problèmes de mémoire.
- ✓ Et enfin, en prenant soin de vos nuits. La qualité de la mémoire est liée à celle du sommeil.

Des expériences menées par l'Inserm montrent que le sommeil de qualité améliore la mémorisation. À l'inverse, des privations de sommeil (*moins de quatre ou cinq heures par nuit*) entraînent des troubles de la mémoire et des difficultés d'apprentissage.

Pour garder une bonne mémoire, il faut la stimuler par des activités cérébrales (*lecture, écriture*), et par l'activités physiques.

À faire : soyez plus présent dans ce que vous faites.

Muscler et Utiliser
son Cerveau avec CogniFit

Le saviez-vous ? Maintenir son cerveau en bonne santé et améliorer ses capacités cognitives sont vos deux priorités pour une belle qualité de vie après la cinquantaine.

Rappelez-vous du film Lucy, ou la belle Scarlett Johson décuple les capacités de son cerveau. Le postulat de départ est que nous n'utilisons que 10 % de nos capacités.

Bien sûr, ce n'est que de la fiction.

Ce qui est certain en revanche, c'est que le cerveau a tendance à s'atrophier, sa mémoire à diminuer, si on ne l'utilise pas vraiment.

Un moyen simple pour y parvenir est d'utiliser, cette fois-ci, notre portable pour l'entraîner.

J'ai commencé à utiliser l'application **GogniFit**. C'est top pour stimuler son cerveau de façon ludique.

Calcul mental, Casse-têtes et Jeux d'apprentissage, Concentration... il y a pléthore d'exercices et de jeux pour dérouiller notre matière grise.

Le slogan de cette application est "One Brain, One Life". C'est tellement vrai et on a tendance à l'oublier.

À faire : Téléchargez l'application CogniFit et commencez dès aujourd'hui à muscler votre cerveau.

Chapitre 4

La Respiration

Porte d'entrée de la Sagesse

Secrets oubliés pour plus de calme, d'énergie et de santé

« Parfois, le secret d'une vie riche et en bonne santé se trouve sous votre nez, juste sous votre nez. » — Roger C. Depetris

Quel est le lien commun entre une vie empreinte de sérénité, d'une santé éclatante et d'un esprit clair et avisé ?

Réponse la Respiration. Découvrez comment reprendre le contrôle de votre souffle afin de changer votre quotidien.

À 50 ans, la respiration n'est peut-être pas au centre de votre attention. À tort ! Il est temps aujourd'hui de reconsidérer pour vous la puissance du souffle.

Maîtriser sa vie passe par sa façon de respirer. On ne soupçonne pas toujours les implications du souffle dans notre existence.

Bien respirer, c'est mieux oxygéner son corps et son cerveau. Cela assure une parfaite maîtrise de ses émotions.

La respiration est un outil pour se recentrer, contrôler son organisme, réduire le niveau de stress et rester serein.

Prendre de bonnes décisions après 50 ans passe par la reconquête de son souffle. C'est le début de la solution.

Conseils pour (ré)apprendre l'art de la Respiration

35 - Pourquoi respire-t-on ?
L'importance de l'expiration

*Le saviez-vous ? L'hypercapnie désigne l'augmentation de la
concentration de dioxyde de carbone dans le sang.*

La respiration est essentielle à la vie. Nos muscles, notre cerveau, tout notre corps a besoin de ces précieuses molécules d'oxygène.

Mais respirer sert aussi à évacuer le dioxyde de carbone qui s'accumule dans notre corps. L'accumulation de ce déchet dans l'organisme provoque l'accélération du rythme cardiaque.

Maintenir le fragile équilibre entre taux d'oxygène et taux de dioxyde de carbone est l'objet de toutes les attentions.

Notre organisme : un équilibre permanent

Songez-y la prochaine fois que votre cœur s'emballera.

Lorsque vous serez essoufflé pendant un effort physique. C'est bien plus en raison de l'accumulation de dioxyde que du manque d'oxygène.

À faire : Prenez l'habitude de pratiquer de longues expirations en marchant ou en courant.

36 - Les pouvoirs magiques de la Respiration

Le saviez-vous ? Après quelques respirations profondes, vous pouvez saliver de manière excessive. Le système nerveux parasympathique s'active.
Le calme et le repos arrivent.

Notre façon de respirer a des répercussions insoupçonnées sur l'organisme.

Vous agissez sur la composition du sang (le rendant plus ou moins acide, plus ou moins épais), sur la digestion, sur le rythme cardiaque, sur le niveau de stress, sur la santé du cœur, et bien plus encore par le simple fait de respirer.

La respiration est la clé de notre système nerveux autonome.

Elle place votre corps soit en mode défense, soit en mode calme et récupération.

Trop d'hommes à 50 ans fonctionnent en permanence sur le premier mode. Les ravages du stress en sont la conséquence.

À faire : Pratiquez quotidiennement des exercices respiratoires. Commencez par cinq minutes le matin au réveil et cinq minutes le soir avant de vous coucher (oui, je sais. Je me répète).

La Persévérance
Secret d'une Santé améliorée

" La persistance peut transformer l'échec en extraordinaire réussite "
Matt Biondi

Bien respirer n'est pas seulement une pratique, c'est un art de vivre qui transforme la Vie.

Après 50 Ans, pratiquer quotidiennement des exercices respiratoires est essentiel pour maintenir et même améliorer sa santé.

Personnellement, c'est mon cas déjà depuis plusieurs années.

Et, malgré des problèmes pulmonaires chroniques, ces exercices me permettent de stabiliser la qualité de mon souffle et à ne pas succomber à l'attrait de la Ventoline et autres bronchodilatateurs.

Les solutions magiques n'existent pas

À faire : Vous pouvez commencer à tester les bienfaits du souffle en pratiquant 5 minutes de cohérence cardiaque le matin au réveil et le soir au coucher.

Rappelez-vous, avec le souffle rien n'est magique, ni immédiat. Mais les bienfaits de ces exercices s'accumulent dans le temps.

Bientôt, vous ne pourrez plus vous en passer.

37 - Respiration
L'Art de Ralentir pour Vivre mieux

*"Comme l'eau, la nourriture et le sommeil, la façon dont on respire
a un impact puissant sur la santé."* - Roger C. Depetris

Notre manière de respirer est aujourd'hui impactée par la vie moderne. Le stress, le manque d'activité physique, l'alimentation industrielle, la sédentarité et le temps passé devant les écrans ont des conséquences directes sur la qualité de notre souffle.

Des études (*source : normalbreathing.com*), pointent du doigt le rôle de la respiration dans l'augmentation des cas d'obésité, de fatigue, de maladies cardiovasculaires, de dépressions et d'anxiété.

Mais quel est le rapport ?

Respire lentement et profondément amène l'oxygène dans la partie basse des poumons. Là, où se situe justement le plus de sang. La gravité (celle de Newton !) assure donc une meilleure oxygénation de l'organisme.

Mieux oxygéné, le rythme cardiaque baisse, la pression sanguine diminue, et les mouvements amples du diaphragme améliorent la circulation lymphatique. Tout l'inverse d'une respiration rapide et superficielle. Pire encore, lorsque l'on respire par la bouche.

À faire : Respirez lentement et profondément pendant quelques minutes, au moins trois fois par jour.

Maîtriser, réduire l'Asthme par le Souffle

« Et si l'asthme venait du fait que l'on respirait trop »
Konstantin Buteyko, fondateur de la méthode Buteyko

L'asthme est une maladie complexe qui peut survenir après 50 ans. Une respiration qui siffle, un essoufflement même au repos, une difficulté à l'effort sont des signes révélateurs.

Les bronches sont enflammées entraînant la réduction du conduit qui amène l'oxygène aux poumons.

La respiration chez les asthmatiques est souvent trop rapide, superficielle et se fait par la bouche.

L'Asthme n'est pas une Fatalité

Pour eux, les exercices respiratoires type Buteyko ou de cohérence cardiaque auront un impact positif sur la qualité de vie.

Lenteur et amplitude de la respiration sont les caractéristiques de bases de la méthode Buteyko. Réapprendre à respirer prend du temps et des efforts. Mais, le jeu en vaut la chandelle.

À faire : Choisissez des exercices respiratoires qui ralentissent votre respiration. Exemple vous inspirez sur quatre et vous soufflez sur huit, le tout pendant cinq minutes.

En savoir plus : Référez-vous à des spécialistes comme Patrick Mckeown, James Nestor ou Leonardo Pelagotti et son site Inspire Potential une mine d'or d'informations.

38 - Bien Respirer
Ces erreurs à éviter

« La respiration est le lien entre le corps et l'esprit » Dan Brulé, auteur et formateur.

Nous respirons sans y prêter attention. Pourtant, ce réflexe répété des milliers de fois par jour est la cause de bien des maux.

Penser que votre façon de respirer est sans conséquences sur votre santé, sur votre bien-être ou encore sur votre poids est une hérésie.

Voici trois erreurs communes en matière de respiration :

- ✓ **Respirer par la bouche** : le nez est conçu pour respirer, la bouche pour manger.
- ✓ **Respirer avec le haut des poumons** et en soulevant les épaules : la respiration provient du diaphragme, un muscle sous les poumons
- ✓ **Respirer d'une manière rapide** et superficielle.

Avec le souffle, on s'aperçoit qu'il ne s'agit pas de respirer plus, mais bien de respirer moins, mieux et plus profondément.

À faire : Voici un exercice simple pour démarrer la reconquête de votre souffle : inspirer sur quatre temps et souffler sur quatre temps.

Pratiquez-le plusieurs fois par jour le matin au réveil et le soir avant de dormir.

39 - La pire Erreur en matière de Respiration

« La bouche sert à manger et à boire. Le nez, c'est pour respirer. »

Vous viendrait-il à l'idée de faire fonctionner le moteur de votre voiture sans filtre à air ? Probablement pas.

Et bien avec la respiration, c'est pareil.

La bouche n'est pas conçue pour respirer. Elle laisse pénétrer polluants, allergènes et même virus directement dans le corps, sans aucunes barrières.

A contrario, le nez est une merveille de technologies qui filtre l'air, le réchauffe, le pressurise et l'humidifie avant qu'il n'arrive dans les poumons.

En passant par ce circuit complexe, l'oxygène est mieux assimilé dans le sang. La respiration est plus efficace.

Et pourtant de plus en plus d'hommes respirent de manière permanente par la bouche. Ce qui accentue stress, fatigue, apnées du sommeil et ronflements… La façon de respirer est en cause.

À faire : Voici un exercice pour déboucher le nez.

Inspirez et soufflez par le nez puis pincez votre nez et hochez la tête de haut en bas 10 fois. Recommencez sept fois, progressivement votre nez va se décongestionner.

40 - Lien entre nez et cerveau
le mystère de la narine bouchée

*Le saviez-vous : les narines obéissent à des cycles qui réduisent
alternativement le débit de chaque narine.*

Pourquoi avons-nous deux narines ? Pourquoi, avons-nous l'impression parfois qu'une narine est toujours plus bouchée que l'autre ? Le corps humain ne fait rien au hasard.

Comme les yeux et les oreilles, les narines vont par deux, et à juste titre.

Chaque narine analyse les odeurs différemment et communique chacune avec un côté du cerveau.

La narine gauche avec l'hémisphère gauche et la narine droite avec l'hémisphère droit.

Autrement dit, pour toucher la partie émotionnelle de notre cerveau mieux vaut respirer par la narine droite.

Alors que si on a besoin de concentration, d'un esprit rationnel mieux vaut privilégier sa narine gauche.

À faire : pratiquez régulièrement des exercices de respiration en triangle. C'est-à-dire, respirer par une seule narine à la fois.

Personnellement, j'adore faire cet exercice au sauna.

41 - Le nez et l'oxyde nitrique
notre arme secrète Antivirus

Le saviez-vous : Le son OM est puissant. Il provoque la vibration
des sinus et stimule la production d'oxyde nitrique.

Le nez produit naturellement un gaz antibactérien : l'oxyde nitrique. Notre corps est capable de lutter tout seul contre bien des menaces. On l'oublie trop souvent.

Heureusement, Michel Cymes est là pour nous rappeler les extraordinaires pouvoirs du corps humain.

Je m'égare. Revenons à notre oxyde nitrique. Salué par un prix Nobel de Médecine dans les années 1990, l'oxyde nitrique est désormais sous les feux de la rampe.

L'oxyde nitrique, un Viagra naturel ?

Cette molécule a notamment une propriété très intéressante pour nous les Hommes : un rôle vasodilatateur sur les vaisseaux.

Peut-on parler de l'oxyde nitrique comme d'un Viagra naturel ? Perso, je pense que oui.

À faire : Pour produire plus d'oxyde nitrique, il faut respirer lentement par le nez, combattre le stress oxydatif, prendre soin de son alimentation et soigner ses nuits. Voilà. Il n'y a plus qu'à.

42 - Quels exercices respiratoires pratiquer ?

« La respiration est semblable à l'aviron. On peut ramer par petits à-coups, ou pratiquer de longs mouvements amples qui permettent d'aller plus loin et plus vite. »
Patrick McKeown

Les exercices respiratoires, nous confrontent rapidement à un problème. Il existe des dizaines d'exercices respiratoires avec des techniques parfois radicalement opposées (exemple : Wim Hof VS Buteyko).

Comment s'y retrouver ? Quels exercices pratiquer ?

Selon Patrick McKeown, les différentes pratiques respiratoires convergent toutes vers les mêmes fondements : respirer par le nez, respirer profondément et respirer d'une manière consciente.

Vous êtes unique et ainsi de votre respiration. Ne suivez pas les dogmes de telle ou telle philosophie en matière de respiration. Soyez avant tout à l'écoute de votre corps et de vos ressentis.

Et choisissez de pratiquer les exercices respiratoires qui vous font du bien.

Perso, j'adore les exercices Wim Hof, où je peux rester 90 secondes sans respirer. Mais, j'apprécie aussi le calme des exercices Buteyko comme la respiration en carré ou en triangle.

C'est passionnant.

À faire : Testez plusieurs techniques de respiration sans abandonner à la première tentative.

43 - Trois exercices faciles pour se recentrer, être plus zen avec la respiration

" Si nous prenons la nature pour guide, nous ne nous égarerons jamais " - Cicéron

Perdus dans le tumulte de la vie, nous oublions de bien respirer. Pas grave, le corps le fait automatiquement.

Mais que veut dire bien respirer ?

Voici trois exercices simples qui vont vous rappeler les bienfaits d'une respiration efficiente.

1) Porter de l'attention à sa respiration. Le matin au calme, faites une pause et observez votre respiration. Que ressentez-vous ? Est-ce que cela vous apporte du calme et de la sérénité ?

2) Porter de l'attention à ses expirations. On respire pour l'oxygène de l'air, mais aussi pour évacuer le dioxyde de carbone de son organisme. Allonger ses expirations procure un calme intérieur, une sérénité, une sensation de contrôle.

3) La force du soupir. Faites une double inspiration, puis relâchez l'air par la bouche dans un profond soupir.

À faire : trois à cinq cycles de ces exercices apportent un bien-être intérieur quasi immédiatement.

Incorporez-les à votre routine santé.

44 - 365 un nombre magique pour un Cœur en bonne Santé

" Les soupirs sont le langage du cœur " - Thomas Shadwell

Notre cœur n'est pas un métronome. Le temps qui s'écoule entre deux battements n'est pas linéaire.

On appelle cela la variabilité sinusale ou variabilité de la fréquence cardiaque (VFC). Le plus fou, est que l'état de santé mentale et physique d'une personne se reflète dans sa variabilité sinusale.

Une variabilité trop basse, un cœur trop régulier, témoigne de dysfonctionnements dans l'organisme.

L'analyse de la VFC est même un indicateur de la longévité d'une personne. Que peut-on faire alors pour améliorer cette variabilité ?

3-6-5, Trois fois par Jour

Selon le Dr Jean-Pierre Houppe, cardiologue, les exercices de cohérence cardiaque améliorent la variabilité de la fréquence cardiaque.

À faire : Pour un cœur en bonne santé, pratiquez la respiration de cohérence cardiaque selon la règle 365 : trois fois par jour, six respirations par minute pendant cinq minutes.

45 - BOLT Test, la Respiration a sa mesure

Le saviez-vous ? Le BOLT test (acronyme pour Body Oxygen Level Test) est un excellent guide pour mesurer sa capacité respiratoire.

Le cerveau réagit très vite, par des mouvements réflexes (de la gorge, du diaphragme), au manque d'oxygène et à l'élévation du taux de dioxyde de carbone. Le BOLT Test mesure ce temps de réaction.

Notre organisme dispose de capteurs pour maintenir l'équilibre entre oxygène et dioxyde de carbone. Ce phénomène porte le doux nom d'Homéostasie.

Le bolt test mesure la sensibilité du corps à l'augmentation du taux de dioxyde de carbone dans le sang.

Idéalement, l'organisme ne devrait pas réagir avant un minimum de 25 secondes. Un résultat en deçà (entre 0 et 20 secondes) indique une hypersensibilité des récepteurs et une tendance à l'hyperventilation.

Cette mesure est révélatrice de dysfonctionnements dans votre appareil respiratoire.

À faire : La mesure s'effectue au calme après 5 à 10 minutes de respiration normale. Veuillez retenir votre souffle poumons vides en vous pinçant le nez.

Mesurez alors avec un chronomètre la durée à laquelle vous allez ressentir les premières sensations du manque d'oxygène.

Chapitre 5

Exercice Physique

Mens sana in corpore sano

Un esprit sain dans un corps sain

"L'éléphant marche des kilomètres chaque jour sans jamais se plaindre.
Sa force vient de sa constance." - Dicton africain

L'intelligence artificielle fait partie de nos vies. Et, c'est dans le domaine de l'activité physique que cela se manifeste le plus.

On ne compte plus aujourd'hui les objets connectés conçus pour mesurer nos performances. De nombreuses applications font appel à l'IA pour proposer un coaching personnalisé, des programmes sur mesure.

L'activité physique est essentielle après cinquante ans. On ne le dira jamais assez. Mais, elle ne constitue qu'une partie de la recette miracle pour rester au top. Ne l'oublions pas.

Bouger quotidiennement va de pair avec une gestion saine du stress, une bonne alimentation et d'un sommeil réparateur. Encore et toujours les principes du SACRES.

La sarcopénie est un fléau qui menace de nombreux hommes. Derrière ce nom barbare se cache une réalité qui ne l'est pas moins. Avec l'âge, les muscles semblent fondre comme neige au soleil. Et la force physique décroît également. Que peut-on faire ?

Ce chapitre présente des conseils pour intégrer l'activité physique dans votre quotidien. Combattre le vieillissement, préserver sa vitalité passent par le mouvement.

Le sport d'aujourd'hui est votre assurance vie pour demain.

10 idées pour bouger plus au Quotidien

46 - Reprendre en douceur
et progressivement

"Qui veut voyager loin ménage sa monture ; Buvez, mangez, dormez,
et faisons feu qui dure..." nous dit Racine et à juste titre.

Avant de reprendre le sport, pensez à réaliser un bilan de santé. Histoire d'éviter les mauvaises surprises.

À 50 ans beaucoup d'entre nous ont délaissé le sport par manque de temps, à cause du travail ou des obligations familiales. Profitez de cette nouvelle vie pour vous y remettre.

Redoublez de prudence, si vous êtes en surpoids ou bien que votre santé ne soit pas optimale. Mais ce ne doit pas être un frein pour s'y remettre.

Dans tous les cas, préférez la régularité à l'intensité : mieux vaut un peu tous les jours que beaucoup une fois tous les 36 du mois.

Gym, marche, course, danse, jardinage, ou yoga, l'important avec le sport est de trouver votre rythme en accord avec vos capacités physiques.

À vérifier : Consultez votre médecin avant de commencer tout programme d'exercices physiques.

Prendre un Coach
L'expertise à votre Service

« La meilleure façon de se lancer est de se faire guider. »

Prendre un coach sportif est sans doute le nec le plus ultra pour reprendre le sport après 50 ans.

Profitez de l'expertise et du soutien que procure un entraîneur pour progresser rapidement et obtenir des résultats solides.

Que ce soit pour retrouver la forme, perdre du poids, ou améliorer votre condition physique générale, un formateur saura vous guider à chaque étape.

À faire : Choisissez un formateur certifié qui comprend les défis liés à l'âge. Une session hebdomadaire peut suffire pour vous mettre sur la bonne voie et apprendre les bons gestes.

47 - Aller à la Salle
Plus qu'un lieu, une Communauté

« Seul, on va plus vite. Ensemble, on va plus loin »
Proverbe africain

J'ai longtemps boudé les salles de sport. À tort. Les salles de sport offrent une diversité d'équipements ainsi qu'un environnement stimulant.

Il y a aussi les cours collectifs pour se motiver et progresser dans de nouvelles disciplines. Même, si pour l'instant, les cours collectifs sont essentiellement féminins. Cela est aussi un avantage.

La salle offre la possibilité de combattre l'isolement, la solitude et élargir son cercle de connaissances.

Comme je l'ai déjà mentionné, évitez le travers de vous isoler, comme beaucoup le font, avec casque et oreillette. Soyez présent à votre corps, à vos sensations et à votre environnement.

À faire : Visitez plusieurs clubs autour de chez vous afin de choisir celui qui vous conviendra le mieux. Il y a souvent des séances d'essais gratuites pour se faire une bonne idée du lieu.

48 - Technologies et Applications
Votre routine fitness digitalisée

« Dans un monde connecté, votre forme physique ne fait pas exception. »

Les applications de fitness et autres montres connectées transforment notre approche de l'activité physique. Vous pouvez désormais suivre vos progrès, monitorer votre fréquence cardiaque, compter vos pas, et même surveiller votre sommeil.

C'est super. Mais soyez attentif à ne pas vous laisser hacker par tant de technologies, parfois invasives.

Ces outils sont pratiques pour vous offrir des programmes d'entraînement personnalisés et pour vous motiver. Gardez le contrôle et profitez du meilleur de l'avancée des nouvelles technos. Sans en devenir esclave.

À faire : Téléchargez une application comme Fitbit, MyFitness-Pal, ou Strava. Et laissez-vous prendre au jeu.

49 - La Marche Nordique
un sport complet
à pratiquer toute l'année

Savez-vous que la marche nordique engage 90 % de votre masse musculaire ?

Cette activité tonifie le corps entier, des triceps aux cuisses, en passant par les muscles dorsaux et abdominaux.

L'usage des bâtons soulage les articulations tout en renforçant les muscles.

Pratiquée en extérieur, elle permet également de bénéficier de la lumière naturelle, essentiel surtout en hiver.

Personnellement, je suis fan depuis déjà de nombreuses années. Je garde toujours mes bâtons et mes chaussures de marche dans le coffre de ma voiture. Parfait pour une séance improvisée.

À lire : La marche nordique : Techniques et bienfaits de Jean-Pierre Guilloteau.

50 - La Marche Afghane
pour marcher longtemps sans fatigue

« Celui qui domine son esprit est plus grand que celui qui conquiert une ville. » —
Proverbe stoïque

Mais que vient faire le stoïcisme ici ? Outre que c'est le sujet de mon nouveau livre. Je trouve que la synchronisation de ses pas avec le souffle illustre parfaitement l'image de contrôle du corps et de l'esprit. Qu'en pensez-vous ? Mais, revenons à nos moutons.

Connaissez-vous la marche afghane ? Cette façon de marcher synchronise les pas avec le souffle. Comme avec votre voiture, la boîte de vitesses ajuste le « régime moteur » pour une meilleure oxygénation.

Le principe est simple : respirer par le nez en suivant, sur terrain plat, un rythme précis de huit pas, trois pour inspirer, une pause, trois pour expirer, une pause.

Cette méthode augmente votre endurance tout en vous offrant un moment de méditation active.

À faire : Cherchez des tutoriels sur YouTube pour apprendre les bases de la marche afghane et intégrez cette pratique à vos randonnées.

51 - Transformer sa voiture en salle de Gym !

« La discipline est synonyme de liberté. » — *Jocko Willink,
auteur américain et ancien commandeur dans les Navy Seals.*

Pas toujours facile de trouver le temps d'aller à la salle de sport. Sortir, aller à la salle, se doucher, se changer... cela prend des heures. Mais comment faire si on ne dispose que de quelques dizaines de minutes pour bouger ?

La réponse est pour moi de transformer sa voiture en salle de gym. Gardez dans votre coffre : baskets, un coupe-vent, des bâtons de marche, une kettlebell, une corde à sauter...

Vous serez toujours prêt pour une séance rapide où que vous soyez.

À faire : Optez pour de petites sessions journalières, comme l'entraînement du docteur Zach Bush (rien à voir ici avec l'ancien président).

Faire du sport en extérieur

Le saviez-vous ? D'après The Telegraph, l'activité physique en extérieur rend les gens deux fois plus heureux que ceux qui fréquentent les salles de sport.

Pratique et économique, réduit la tension, aide à mincir, augmente l'énergie, bon pour le moral… Faire du sport en extérieur présente de nombreux avantages.

Se retrouver en pleine nature, en forêt, dans un parc est en effet bien plus sain que d'être confiné dans l'atmosphère climatisée des salles de sport.

Running, vélo, marche nordique, yoga, tai-chi… En extérieur, même en hiver, votre corps vous dira merci.

À faire : Les possibilités de faire du sport en extérieur sont nombreuses. À vous de trouver celles qui vous correspondent.

52 - Les bienfaits de la course à pied

Le saviez-vous ? Eliod Kipchoge est un athlète kényan. Il a réussi la performance de courir le marathon en deux heures. Plus étonnant, il court en respirant uniquement par le nez.

Pensez-y la prochaine fois où vous serez à bout de souffle. Si pendant l'effort, vous respirez par la bouche parce que vous manquez d'air. Que vous êtes au "bout de votre vie", comme on dit.

Cet essoufflement excessif est le signal. Vous avez dépassé vos limites. Votre cœur se fatigue et ce n'est certainement pas le but recherché.

La course à pied procure de nombreux bienfaits physiques et mentaux. Comme de renforcer le cœur, brûler les graisses, réguler le cholestérol et supporter l'activité des mitochondries (notre fournisseur d'énergie cellulaire).

Sur le plan moral, la course à pied produit des hormones qui soutiennent le bonheur.

Bref, la course pied est bonne pour la santé. Mais pensez à courir la bouche fermée et à respirer par le nez.

À faire : Demandez l'avis de votre médecin avant la reprise d'une activité intensive de course à pied.

53 - Le mini trampoline
Un atout compact et efficace

Le saviez-vous ? Chaque rebond sur un mini-trampoline vous soumet à des variations d'apesanteur et de gravité extrême, alternant contraction et détente musculaire.

J'ai sur ma terrasse un mini-trampoline. Je l'utilise régulièrement, souvent en début d'activité physique en guise d'échauffement.

Ce dispositif compact, efficace et économique est idéal pour ceux qui manquent de temps. Voici pourquoi il devrait vous captiver :

- ✓ Active les 638 muscles du corps,
- ✓ Protège les articulations,
- ✓ Augmente l'énergie,
- ✓ Stimule le drainage lymphatique,
- ✓ Réduis la masse graisseuse,
- ✓ Améliore l'équilibre.

Les bienfaits du mini-trampoline sont inestimables. Reste plus qu'à passer le cap du sentiment de ridicule qui malheureusement colle à cet équipement.

À faire : Intégrez 10 minutes de trampoline à votre routine quotidienne pendant un mois et ressentez les bienfaits.

54 - Stimulez votre énergie
en seulement 4 minutes par jour !

" Une fois de plus ce n'est pas la longueur qui compte, mais l'intensité "

Connaissez-vous le programme ultra-efficace du Dr. Zach Bush ? Cet enchaînement de mouvements est conçu pour maximiser votre énergie en quelques minutes seulement.

Ce programme stimule à chaque séance 16 groupes musculaires. L'intensité des exercices favorise également la production d'oxyde nitrique, crucial pour dilater vos vaisseaux sanguins et améliorer la circulation.

Réalisée trois fois par jour, cette routine régénère l'oxyde nitrique, améliorant ainsi votre santé métabolique et augmentant la masse musculaire.

Les exercices comprennent des squats, des levers de bras, des mouvements circulaires, et des presses d'épaules, réalisables en trois séries de dix répétitions.

À faire : Intégrez cette méthode dans votre quotidien et consultez la chaîne YouTube du Dr. Bush pour des démonstrations et conseils supplémentaires.

55 - Les douches froides
Tonus pour vos vaisseaux sanguins

Le saviez-vous ? La douche froide fonctionne aussi comme un excellent somnifère.

Les choses les plus simples sont souvent les meilleures. Sur le plan de la santé, les douches froides représentent pour vous le meilleur des investissements.

Simple à mettre en place, prenez l'habitude de terminer chaque douche par vous exposer à l'eau froide. Commencez par les pieds, puis les jambes et remontez progressivement.

J'ai adopté cette méthode il y a plusieurs années. Je dois l'avouer on ne s'habitue jamais vraiment au froid.

Mais les avantages que j'obtiens justifient amplement le fait de supporter un peu de froid à chaque confrontation. Et, montrer à mon esprit "C'est qui le patron ! ".

À faire : Utilisez la douche froide surtout quand vous vous sentez fatigué ou mal en point ; les effets revitalisants sont alors à leur apogée.

Chapitre 6

Le Sommeil

Dormez bien,
Vivez mieux !

"Même l'éléphant le plus puissant doit s'allonger pour se reposer."
Proverbe indien

Vous vous réveillez fatigué, épuisé par des nuits agitées ? Apprenez pourquoi bien dormir est plus crucial que jamais après 50 ans

Avec l'âge, nous dormons de moins en moins bien. Faut-il s'en alarmer ? Certainement.

On ne soupçonne pas les conséquences néfastes des nuits trop courtes et perturbées.

Avant 50 ans, notre corps a souvent compensé le manque de sommeil. Mais comme dit la pub « ça, c'était avant ».

Bien dormir permet de fortifier son système immunitaire, d'équilibrer son métabolisme, de booster son cerveau et de vivre plus longtemps.

Comme un investissement, le sommeil est essentiel pour mener une vie active et en pleine santé.

Alors, prenez soin de vos nuits. Il y a urgence.

Réveillez-vous ! Il est temps de Bien Dormir

56 - Pourquoi dort-on ?

" Le souci empêche le sommeil " - William Shakespeare

Le Professeur Satchin Panda compare le sommeil à un lieu de travail.

Le matin, tout semble normal, mais pendant la nuit, des équipes de maintenance ont changé les ampoules et réparé les pannes.

D'autres ont nettoyé et sorti les poubelles. Le corps humain fonctionne de manière similaire.

Si vous négligez vos nuits, ne vous étonnez pas de l'état du chantier le lendemain.

À 20 ou 30 ans, cela passe. Mais après 50 ans, ces manquements se paient.

Conseil : Même à 50 ans, il faut au minimum sept heures de sommeil chaque nuit.

57 - La qualité du matelas
la clé pour des nuits plus douces

Connaissez-vous, Hästens, la « Rolls » du lit ? Un matelas
de cette firme peut coûter plusieurs centaines de milliers d'euros.

Nous passons un tiers de notre vie en tête-à-tête avec notre matelas. Autant de proximité, la qualité du matelas est essentielle.

Malheureusement, beaucoup de matelas sont truffés de produits chimiques et de perturbateurs endocriniens.

Avec le temps, les matelas se déforment et ne soutiennent plus notre corps. Pire, ils se gorgent d'humidité, fruit de notre transpiration naturelle.

Quel matelas acheté ?

Vous aurez l'embarras du choix en matière de matelas. Et, c'est même un peu déconcertant, tant l'offre est pléthorique. On observe chez les vendeurs de matelas deux écoles radicalement différentes.

Chez les uns, c'est une offre très restreinte. Chez d'autres au contraire, vous serez noyés par le choix, avec des noms de gamme propre à chaque distributeur.

En matière de composition, c'est pareil. Certains matelas sont conçus avec de la laine et du crin de cheval. Pour plus de confort.

À faire : Changez de matelas tous les dix ans. Et, armez-vous de patience et de courage pour trouver le matelas idéal.

57 - Sommeil : régularité et durée un duo gagnant

"Le tigre aussi a besoin de sommeil." - Proverbe chinois

Un sommeil perturbé est une des premières manifestations de dysfonctionnements dans votre organisme.

Ne les ignorez pas. Transpiration excessive, réveils nocturnes, apnée du sommeil, insomnie... sont des signaux d'alerte. Quelque chose cloche.

Même à 50 ans, un homme doit dormir entre sept à huit heures par nuit pour être en forme.

Les heures du coucher et du réveil demandent un rituel ponctué de régularité, de calme et d'apaisement.

N'hésitez pas à recourir à la traditionnelle sieste (20 Mn maximum) pour compenser une nuit trop courte.

À faire : Prenez une douche en terminant à l'eau froide avant de vous coucher. C'est un excellent somnifère naturel.

59 - S'endormir grâce aux applis Petit BamBou à l'essai

" Les rêves ont été créés pour qu'on ne s'ennuie pas pendant le sommeil "
Pierre Dac

Vous rencontrez des difficultés à trouver le sommeil ?

L'application Petit BamBou propose un programme dédié au sommeil. Vous y trouverez des méditations spécialement conçues pour aider à s'endormir.

Apprivoiser le sommeil

Plutôt que de compter inlassablement je ne sais quel troupeau, l'appli vous apprend à laisser le sommeil venir à vous.

Petit BamBou vous guide dans un apprentissage bienveillant pour encourager le sommeil à s'installer naturellement.

Le programme propose de nombreux exercices de pleine conscience et de respiration. Des pratiques faciles pour améliorer la qualité de votre sommeil.

À faire : Testez l'application dans sa version gratuite, avant de passer à la version payante si besoin. Pratiquez ces exercices chaque jour pour améliorer vos nuits.

Une App pour optimiser son sommeil

" Le sommeil est la moitié de la santé " - proverbe

Comment profiter des nouvelles technologies pour améliorer son sommeil ?

C'est ce que propose une application créée en 2009, Sleep Cycle.

Voici comment Sleep Cycle peut vous aider :

Aide à l'endormissement : l'app propose une variété de musiques, d'histoires et de méditations pour vous préparer au sommeil.

Analyse de vos habitudes de sommeil : Ce qui se mesure peut s'améliorer.

Réveil adapté : L'application vous réveille doucement pendant une phase de sommeil léger.

Amélioration continue : Utilisez les analyses détaillées fournies par l'application pour ajuster constamment votre sommeil.

Je ne suis pas fan de dormir à proximité de son téléphone. Mais, on peut faire une exception pour utiliser cet outil afin de mieux cerner ses habitudes de sommeil.

Vous pourrez ensuite vous passer de l'application et donc du téléphone une fois que vous aurez mieux cerné vos habitudes en matière de sommeil.

À faire : Téléchargez l'application Sleep Cycle et apprenez en plus pendant vos voyages au pays de Morphée.

60 - Réduire Ronflements et Apnées du sommeil

Le saviez-vous ? Respirer par la bouche pendant le sommeil provoque la sensation de bouche sèche au réveil et favorise l'apparition de caries dentaires.

Observez un bébé dormir : calme et sérénité se dégagent de ce petit être. La respiration est lente et nasale.

Avec l'âge, les choses changent.

À 50 ans et plus, nous sommes nombreux à mal respirer. Sans même en avoir conscience.

Réveil nocturne, bouche sèche, ronflements et apnées du sommeil en sont quelques manifestations.

Réapprendre à respirer avec des exercices quotidiens est la solution.

À faire : Pratiquez cinq à dix minutes de respiration nasale profonde chaque soir. Par exemple, inspirez sur quatre temps et expirez sur huit temps.

61 - Sport et Sommeil
Trouver l'heure idéale

Selon une étude de la National Sleep Foundation, près de 44% des personnes âgées de plus de 50 ans dorment mal. Ce qui détériore leur santé physique et mentale.

Faire du sport au bon moment permet au corps d'être synchro avec ses rythmes biologiques.

Idéalement, l'exercice physique est à pratiquer le matin et au grand air de préférence.

A contrario, s'entraîner le soir lorsque le corps se prépare au sommeil n'est pas la meilleure chose à faire.

Une bonne nuit de sommeil se prépare pendant la journée.

À faire : Les activités physiques matinales même de courtes durées améliorent la qualité du sommeil.

62 - Nuits agitées ?
la Faute aux écrans

Le saviez-vous ? Selon les experts, les effets néfastes de la lumière bleue
se manifestent au-delà de 30 minutes d'exposition.

Nous passons chaque jour en moyenne cinq heures devant les écrans (portable, ordinateur, télévision, tablette).

Ce qui entraîne des conséquences sur la qualité de nos nuits et sur notre organisme.

La lumière émise par ces appareils est dangereuse pour la santé.

Elle entraîne une détérioration précoce de la rétine, prélude à la DMLA et à la cataracte.

L'exposition nocturne à la lumière bleue perturbe l'horloge interne.

Son rayonnement bloque la production d'hormones nécessaires à l'endormissement.

À faire : veillez particulièrement à limiter votre exposition le soir aux écrans de smartphone et de tablette. Filtre et lunette anti-lumière bleue, des solutions existent pour atténuer les risques.

Écrans et Sommeil
les Habitudes à Changer

"Tout a ses merveilles, l'obscurité et le silence aussi." — *Helen Keller*

La chambre à coucher n'est pas une pièce comme les autres. On s'y repose et on se retrouve. L'objectif est le sommeil, rien ne doit le parasiter.

Un portable à proximité est une mauvaise idée. Éteignez-le et, mieux encore, rangez-le dans une autre pièce.

Dans tous les cas, il est conseillé de réduire son exposition aux écrans plusieurs heures avant le moment du coucher.

Réduire la luminosité de l'écran, activer le mode nuit, des habitudes à prendre si vous utilisez le portable avant de vous coucher.

À faire : Pour l'alarme, achetez un réveil classique.

63 - Synchronisez-vous avec le Soleil pour mieux Dormir

"Dormir est le début de notre journée, pas la fin."
Satchin Panda

Envie d'un sommeil réparateur ? C'est simple.

Pensez à vous exposer dès le matin à la lumière naturelle du soleil. Pour ensuite être au bon tempo, quand le soir arrive.

Des études montrent que le sommeil est plus profond après une exposition matinale au soleil.

Un secret simple pour mieux dormir

Promener son chien, marcher, courir, méditer… Prendre l'habitude de sortir au grand air est bénéfique pour la santé et le sommeil.

À faire : En hiver, utilisez une lampe de luminothérapie pour avoir votre dose de lumière quotidienne.

Grounding : La clé d'un Sommeil profond se trouve à vos Pieds

« Dans l'univers, tout est énergie, tout est vibration, de l'infiniment petit à l'infiniment grand… » Albert Einstein, prix Nobel de physique en 1921

Mise à la terre. Cela semble une évidence pour nos maisons, pour nos circuits électriques. Mais pas pour le corps humain.

Pourtant, on passe chaque jour trop de temps coupé de l'énergie de la terre.

Nos pieds bien chaussés, isolés de la surface du sol.

Voilà une erreur que le grounding voudrait bien corriger.

Loin d'être une mode de bobos ou d'hippies, le grounding consiste à **rétablir le contact** entre le corps et l'énergie naturelle de la Terre.

Profitez de l'énergie de la Terre

Réduis les inflammations et le stress, améliore la qualité de sommeil… L'énergie terrestre est bénéfique pour la santé et pour le sommeil.

Reprendre sa santé en main passe par des gestes simples, comme le fait de marcher pieds nus ou de toucher les arbres.

À lire : "Connectez-vous à la terre – peut-être la découverte la plus importante pour la santé" - Dr Stephen Sinatra.

64 - Dormir dans le noir complet

Le saviez-vous ? La peau est munie de capteurs sensibles à la lumière. En présence d'une source lumineuse, ces capteurs envoient des messages au cerveau qui perturbent alors le sommeil.

Voilà bien le drame de notre monde moderne. L'invention de l'électricité et merci à Edison du filament électrique ont bouleversé nos vies.

Avant, nos ancêtres vivaient en accord avec le rythme du soleil. Avec l'obscurité, le cerveau passait en mode nuit, avec la sécrétion d'hormones comme la mélatonine.

Mais ça, c'était avant.

Le corps a cette capacité à capter les sources de lumière à travers la peau, même à travers les yeux fermés.

Cette exposition à la lumière perturbe alors la qualité du sommeil.

Pour retrouver une qualité de sommeil ancestral, il convient donc de se plonger dans le noir total afin de bien dormir.

Je ne parle même pas du rayonnement des écrans (portable, tablette…) qui empêche le cerveau de passer en mode nuit. Bonjour les dégâts.

À faire : Supprimez toutes les sources de lumière de votre chambre. Investissez dans des rideaux épais.

65 - Boire ou Dormir
Il faut Choisir !

Le savez-vous : L'alcool augmente le nombre de réveils nocturnes. Pourquoi ? Pour digérer l'alcool, le corps augmente la température corporelle. Ce qui provoque des réveils plus fréquents. D'autre part, l'alcool est une substance diurétique, ce qui provoque des envies de petits coins multiples pendant la nuit.
Résultat : un sommeil fragmenté.

On s'endort rapidement et lourdement, lorsque l'on a bu.

Pourtant, la présence d'alcool dans l'organisme entraîne un sommeil de mauvaise qualité.

Et, il n'est pas rare d'être réveillé au beau milieu de la nuit incapable de se rendormir.

L'alcool perturbe le système hormonal et les mécanismes de stockage de la mémoire à long et à court terme.

Voilà donc l'explication aux trous de mémoire, aux blancs, que l'on rencontre parfois le matin après une soirée arrosée.

À faire : Respectez quelques heures de couvre-feu sans alcool avant d'aller vous coucher. Ou préférez l'apéro à midi* pour avoir le temps de digérer (avec modération, bien sûr)

** Attention, l'abus d'alcool est dangereux pour la Santé*

66 - Faire la Sieste ?
Oui, mais pas trop Longtemps

Le mot sieste vient du latin sixta qui signifie « la sixième heure du jour .

La sieste est un excellent moyen de pallier les mauvaises nuits. Elle permet au corps de contrer la fatigue, de mieux réfléchir et de retrouver du tonus.

Voici les points clés à retenir pour une sieste optimale :

✓ **Durée optimale** : Selon une étude australienne, la durée idéale d'une sieste est de 10 minutes.

Cette durée vous permet de vous revitaliser sans entrer dans une phase de sommeil profond.

✓ **Moment idéal** : La sieste devrait idéalement se faire entre 14h et 15h. Quand naturellement, notre niveau d'énergie baisse.

Perso, je suis un adepte de la sieste. Je profite de ce moment pour à la fois récupérer et pour effectuer un exercice de cohérence cardiaque.

À faire : Profitez de la sieste pour vous recentrer et pour déconnecter un court moment...

Partie 2

Les Satellites de votre Vie

Chapitre 7

Bilan - Projets

Le Moment est Venu de Se Réinventer

« Il n'est pas de vent favorable pour celui qui ne sait pas où il va »
Sénèque, auteur et philosophe romain.

Bienvenue dans cette nouvelle étape de votre vie !

Maintenant que vous connaissez **les principes du SACRES** (*pour Stress, Alimentation, Cerveau, Respiration, Exercice Physique et Sommeil*) tout devient réalisable.

Vous avez la base pour améliorer votre santé et renforcer votre mental. Mais que faire de cette nouvelle énergie ? La cinquantaine est le moment idéal pour faire une pause et faire le point.

Que nous disent les récentes avancées en physique quantique ? Les scientifiques prétendent que le temps, tel que nous le concevons, n'existe pas vraiment. Le futur serait en quelque sorte déjà présent. Fascinant, n'est-ce pas ? Et, pourquoi pas !

Il est temps de partir à la découverte d'un continent souvent inexploré : vous-même. La connaissance constitue votre meilleur allié pour dessiner une nouvelle vie pleine de promesses.

Il n'est jamais trop tard pour réinventer sa vie. Faire de la seconde moitié de votre parcours une aventure remarquable. Voilà tout ce que je vous souhaite.

Conseils pour dresser le bilan
et bâtir de nouveaux projets

67 - Reprenez le contrôle
Évitez la crise

« De bonnes choses arrivent à ceux qui bousculent »
Anaïs Nin, auteure américaine

Votre vie vous semble plate et triste. Votre emploi, votre famille ne vous intéressent plus. Vous êtes nostalgique. Ces signes ne trompent pas.

La Crise de la cinquantaine vous guette.

Avant de tout plaquer, de prendre une maîtresse bien plus jeune que vous ou de partir à l'autre bout du monde… Prenez du recul.

Éviter la crise passe par accepter la responsabilité de sa vie. Ce sont vos choix et vos actions qui font qui vous êtes.

Votre santé, votre travail, votre existence, rien ne changera à cause de votre femme, de votre chef, de vos parents. Vous êtes aux commandes de votre vie, capitaine de votre destinée.

Pour reprendre les choses en main, commencez par la reconquête de votre respiration et de votre sommeil.

Soyez conscient des informations qui entrent dans votre cerveau. Arrêtez de suivre les infos et l'actu.

À faire : Améliorer sa vie passe en priorité par un travail sur les principes du SACRES.

68 - Réussir les 50 avec le Stoïcisme

« Il ne dépend pas de toi que ton voisin t'aime, mais il dépend de toi
de te comporter correctement envers lui. » - Épictète

J'ai découvert récemment le stoïcisme. Une philosophie pratique, facile à comprendre, très utile pour aborder la cinquantaine.

Voici, un de ses thèmes centraux. :

Dans la vie, il existe une distinction essentielle à connaître. D'un côté ce que nous pouvons contrôler et de l'autre ce qui nous échappe. Cette distinction est un des fondements du stoïcisme et la clef de la tranquillité intérieure.

La dichotomie du contrôle

Ce que vous faites, ce que vous pensez, voilà les choses que vous maîtrisez. Tout le reste est hors de votre sphère de contrôle.

Exemple, vous êtes coincé dans un embouteillage, votre patron refuse de vous augmenter, des pays sont en guerre... est-ce dans votre sphère de contrôle ? Cette simple question atténue les angoisses. Et, rend plus léger.

Le véritable changement, après tout, commence de l'intérieur. Adoptez le Stoïcisme.

Ce conseil est extrait du livre "50 Ans et Super Stoïque", une exploration du stoïcisme adaptée aux défis des hommes de 50 ans.

69 - Comment se réinventer ?
Vivez-vous un jour sans Fin ?

« Pour que les choses changent, c'est vous qui devez changer ;
sinon, rien ne changera vraiment. » – Jim Rohn

Si votre vie est une succession d'habitudes.

Une vie où tous les jours se suivent et se ressemblent.

Alors, ne soyez pas étonné que rien ne change dans votre existence.

Améliorer sa vie, changer de travail, perdre du poids, ces choses nécessite de faire des choses que l'on n'a pas l'habitude de faire.

Briser les Habitudes

Prendre un virage à 180°, essayer de nouvelles pratiques, apprendre de nouvelles compétences, rencontrer d'autres personnes...

Ce n'est qu'à cette condition que votre vie pourra changer et s'améliorer. Certes, ce n'est pas facile, l'inconnu effraie.

Se faire violence, modifier, est nécessaire pour s'améliorer.

Défi : Essayez de vous passer de café pendant trois jours.

70 - Que faites-vous de votre Temps ?

« La vie est la somme de vos choix.
Alors que faites-vous aujourd'hui ? » - Albert Camus

Nous souhaitons tous changer. Nous aspirons à une vie meilleure, à une meilleure santé, plus d'énergie, plus d'argent... Mais parfois, rien ne se passe.

Pour démarrer votre cheminement, commencez par une étude de votre emploi du temps et de vos habitudes.

Quelle est l'heure de votre coucher ? Que mangez-vous ? Qu'est-ce qu'il y a au fond de vos placards ? Combien d'heures passées devant la télé ?

Votre vie actuelle est le résultat de toutes ces habitudes et de ces choix.

Modifiez vos mauvaises habitudes et votre vie changera.

Plus facile à dire qu'à faire.

Pensez-y : Notez quotidiennement sur un calepin, ce que vous faites, ce que vous mangez, l'heure à laquelle vous vous couchez et faites les ajustements nécessaires.

71 - Se fixer des Buts
à quoi ça sert ?

« Un objectif n'est pas toujours censé être atteint, il sert surtout de direction, de moteur et d'accélérateur » Bruce Lee

On associe souvent les objectifs à un résultat à atteindre dans le futur.

Pas sûr que cela fonctionne.

Personne n'a d'emprise sur l'avenir, seul le moment présent compte.

Se fixer des objectifs donne de la lucidité, de l'enthousiasme et de la motivation dans le présent.

Pas dans deux, cinq ou dix ans.

À méditer : Se fixer des objectifs doit vous rendre actif, heureux et plein d'énergie. MAINTENANT !

72 - Neuroplasticité
L'apprentissage ne connaît pas d'âge

« Ne dites jamais trop vieux pour apprendre, dites toujours prêt à transformer »
Un mantra pour aujourd'hui.

La neuroplasticité est cette fabuleuse capacité qu'à notre cerveau à se remodeler, à créer de nouvelles connexions.

Bonne nouvelle, cette faculté ne s'arrête pas avec l'âge.

Chaque nouvelle compétence apprise, chaque nouvelle habitude formée créent de nouveaux chemins neuronaux.

Choisir d'adopter de nouvelles routines, comme méditer chaque matin ou apprendre une nouvelle langue, tous ces efforts dépoussièrent le cerveau.

Un moyen d'enrichir sa vie et de booster sa santé cognitive.

À faire : Débutez chaque journée par un temps de réflexion. Apprenez chaque jour quelque chose de nouveau. Laissez votre cerveau se sculpter par vos expériences.

73 - Synchronicités : Quand les Coïncidences deviennent des Opportunités

*« L'univers conspirera pour réaliser vos rêves,
si seulement vous choisissez de remarquer les signes. »*

J'aborde ici des croyances que les plus sceptiques d'entre vous vont rejeter en masse.

Les synchronicités sont des coïncidences, des événements non reliés entre eux mais qui semble avoir un sens profond. Un signe venu d'un autre espace-temps. Des messages pour votre intuition

Quelques exemples de synchronicités

- ✓ Un ancien collègue que vous rencontrez par hasard a entendu parler d'une opportunité qui pourrait vous intéresser.

- ✓ Un livre tombé d'une étagère vous ouvre à de nouvelles idées au moment parfait.

Prêter attention à ces signes peut vous orienter vers des décisions qui résonnent avec vos aspirations profondes.

Les synchronicités ouvrent la porte de votre intuition.

À faire : Notez chaque coïncidence et réfléchissez à sa signification potentielle. Les synchronicités, ou comment être attentif aux occasions inattendues de changement auquel on n'aspire tant.

74 - De la réflexion à l'action
La puissance des 5 secondes

« Commencez avant d'être prêt.
Ne vous préparez pas, démarrez » Mel Robbins, auteure

Avant d'agir, le cerveau cherche des raisons et des excuses pour rester dans le statu quo.

L'auteure Mel Robbins démontre qu'un simple décompte mental peut transformer votre vie.

En comptant à rebours (5, 4, 3, 2, 1 Action), le cerveau passe du mode réflexion, au mode action. Emporté par l'élan du décompte, c'est comme si votre esprit se mettait en mouvement.

Simple et efficace

Perso, j'utilise cette technique dans la salle de bains, pour terminer ma douche et m'asperger d'eau totalement froide pendant une à deux minutes.

Le décompte m'aide à ne pas réfléchir et à vaincre l'appréhension du froid.

Simple de prime abord, ce décompte pousse à l'action et combat doutes et incertitudes.

À lire : « La règle des 5 secondes : Apprenez à passer à l'action en cinq secondes top chrono... » par Mel Robbins

75 - Libérez-vous par la Discipline
Les conseils de Jocko Willink

" Arrêtez de rechercher chaque aspect de la question, de lire tout ce qui s'y rapporte
et de débattre des avantages et des inconvénients…
Commencez à le faire. " - Jocko Willink

Jocko Willink (ancien officier des Navy Seals) nous enseigne que la liberté passe par la discipline.

Ce conseil n'est pas étonnant venant de la part d'un ancien militaire.

Selon lui et paradoxalement, être libre exige de s'imposer des règles.

Discipline égale Liberté

Se lever tôt, bien manger, faire de l'exercice, ne pas négliger son sommeil, pour rester en forme et en bonne santé.

Quand on y réfléchit, tout est affaire de discipline et de constance pour modifier ses habitudes et connaître le succès.

À lire : « Responsabilité absolue » par Jocko Willink.

76 - Libérez-vous du passé !
Le rangement vertical de Marie Kondo

"... Le secret du succès est de ranger d'un seul coup, complètement et aussi vite que possible, en commençant par jeter. " - Marie Kondo

Et si, avant de vouloir changer sa vie, on commençait par en faire le tour.

Habits, livres, papiers, objets sentimentaux… Vous avez accumulé bien trop de choses.

Marie Kondo propose une méthode radicale pour désencombrer et changer sa vie.

Jeter, donner, s'alléger pour ne retenir que l'essentiel et se libérer du passé.

Le fardeau du passé

Découvrir qui l'on veut être après 50 ans demande à faire table rase du passé.

Faire le tri de ses possessions invite à l'introspection et force à se replonger dans son passé, douloureux parfois.

À lire et à suivre : les conseils du livre de Marie Kondo « La magie du rangement ».

77 - Le Miracle Morning,
Chaque matin vaut de l'Or

« L'avenir appartient à ceux qui se lèvent tôt »
Henry Gauthier-Villars, écrivain

Pourquoi ne pas employer les heures matinales à construire le nouveau vous ?

C'est ce que préconise l'auteur Hal Elrod, dans son best-seller « The Miracle Morning ».

Lire, méditer, réfléchir, faire du sport, ces activités demandent de la quiétude.

Que bien souvent nous n'avons pas englué dans le quotidien.

La solution est de suivre le rituel du Miracle Morning.

Un Rituel pour nos Matins

Se lever tôt chaque matin pour pratiquer six activités appelées Life Savers :

- ✓ - Silence, Affirmations, Visualisation,
- ✓ - Exercices physiques, Lecture et Écriture.

Nota : n'espérez pas vous lever tôt si vous négligez votre sommeil, votre alimentation et la façon dont vous gérez le stress.

En savoir plus : le livre de Hal Elrod « The Miracle Morning »

Chapitre 8

La Santé

Préserver sa Santé après la Cinquantaine

*"Dans la savane, l'éléphant sait où trouver l'eau
même pendant la pire sécheresse." - Sagesse africaine*

Les maladies chroniques (*cancer, maladies cardiovasculaires, hypertension, dépression…*). La liste est longue. Des conséquences probables de notre environnement et de notre mode de vie qui commencent à se manifester à l'aube de la quarantaine. Dix ans après, elles sont souvent bien installées. Les problèmes deviennent sérieux.

Après 50 ans, notre corps fatigue. Il n'est plus aussi résistant qu'avant. Prendre soin de lui, le choyer est alors une nécessité. Mais comment faire ? Quels sont les bons gestes, les bonnes habitudes pour y parvenir.

Une erreur à ne pas commettre

Ne faites pas l'autruche, prenez les choses en main.

Rester en bonne santé est aussi une affaire de culture personnelle. Vous devez vous intéresser à tout ce qui touche à la santé, au bien être ce domaine et à ses avancées.

Devenez un puits de connaissances

Abonnez-vous à des chaînes YouTube, écoutez des podcasts, suivez des émissions spécialisées… Devenez un crac en matière de santé.

**Stratégies et Habitudes pour rester
en bonne Santé après 50 ans**

78 - La Technologie et l'IA
au Service de votre Santé

Le saviez-vous ? L'IA révolutionne le secteur de la santé. Cette technologie analyse rapidement de grandes quantités de données médicales, aidant ainsi à diagnostiquer plus précisément et plus tôt qu'auparavant.

Daniel Kraft, expert en santé numérique, explore comment l'IA améliore les diagnostics, personnalise les traitements, et gère la santé préventive.

Des applications et dispositifs intelligents surveillent en continu les signes vitaux pour fournir des alertes précoces en cas de problèmes de santé potentiels.

À faire : Explorez les technologies de télémédecine et les applications de suivi de santé.

Adoptez des outils comme les bracelets connectés pour surveiller vos signes vitaux. Vous serez informé et mieux préparé pour agir rapidement en cas de besoin.

79 - La cinquantaine
L'heure du Bilan a sonné

« Mieux vaut prévenir que guérir » – *Proverbe*

Nous avons tous dans notre entourage perdu un proche, un ami, un collègue... emporté par un décès soudain. Comme pour moi aujourd'hui avec la perte d'un ami, Joseph, terrassé par une crise cardiaque à 40 ans.

Les problèmes de santé s'installent lentement, en silence, sans au début se manifester. Les premiers symptômes passent souvent inaperçus. Pas étonnants, ils sont à peine perceptibles. Mais le mal est souvent déjà là.

Profitez du cap symbolique de la cinquantaine pour réaliser un bilan de santé complet :

- ✓ Bilan sanguin,
- ✓ Bilan cardiaque,
- ✓ Bilan hormonal (Testostérone, DHEA…)

Les hormones influencent la façon dont vous allez vieillir, votre sexualité, et tous les aspects de votre vie.

Il est également essentiel de contrôler votre vue, vos dents, votre peau et consulter un podologue.

Prenez du temps pour vous, ne vous oubliez pas.

À faire : Prenez rendez-vous avec votre médecin généraliste.

80 - Rester en bonne santé, une question de Rythme

Le saviez-vous ? Les rythmes circadiens sont étudiés depuis très longtemps. En 1729, le scientifique Jean-Jacques d'Ortous observe que même dans le noir, une plante continue à ouvrir et à fermer ses feuilles selon le rythme jour/nuit.

Notre organisme fonctionne avec un rythme similaire. On parle alors de rythmes circadiens basés sur 24 heures.

Les jardiniers, par exemple, connaissent le rythme des saisons, observe le cycle de la lune pour planter les graines au moment parfait. Avec le corps, c'est pareil.

Le non-respect des rythmes du corps humain, comme manger n'importe quand, s'exposer le soir à la lumière bleue, travailler de nuit, manquer de sommeil... provoque des dysfonctionnements dans l'organisme.

TIC TAC Cassé

Et, voilà comment s'installe dans notre corps des problèmes de sommeil, de système immunitaire affaibli, de mémoire défaillante.

Certains associent même ces dérèglements avec l'explosion des maladies chroniques après 40 et 50 ans.

En savoir plus : Lisez « Remettez vos pendules à l'heure ! : Mieux vivre grâce à la chronobiologie » du Dr Patrick Lemoine.

81 - Le pouvoir des Horloges

Le saviez-vous ? Des travaux scientifiques sur les rythmes circadiens chez l'homme ont été récompensés par le prix Nobel de Médecine en 2017.

Les maladies chroniques, un fléau qui touche près de 20 millions de personnes en France (source lanutrition.fr). Obésité, maladies cardiovasculaires, diabète, hypertension, maladies respiratoires, inflammations… Un florilège dont on guérit rarement. On vit avec.

De nombreuses études font le parallèle entre l'émergence de ces maladies et le non-respect des rythmes naturels de notre corps.

Le Rythme, c'est la Vie

Le rééquilibrage des rythmes circadiens commence par l'alimentation. Non, nous ne sommes pas conçus pour digérer en permanence.

Une bonne idée est de réduire vos prises alimentaires sur un rythme 12/12 pour évoluer ensuite vers 8/16 (voir jeûne intermittent pour en savoir plus).

Ce conseil va à l'encontre d'idées profondément ancrées sur l'alimentation. Êtes-vous prêt à reconsidérer votre façon de manger ? Le début de la solution.

Conseil : Veillez à remettre les pendules à l'heure pour rester dans le bon tempo.

82 - Garder un cerveau en bonne santé Comment éviter les AVC ?

Le saviez-vous ? La noix ressemble trait pour trait au cerveau. Avec ses acides gras et ses minéraux, ce fruit à coque est excellent pour la santé du cerveau.

Paralysie faciale, faiblesse, difficultés à s'exprimer, confusion… Les signes de l'AVC. Appeler immédiatement le 15, en présence de ces symptômes.

Même si l'on ne peut se prémunir de tout, une bonne hygiène de vie aide à garder un cerveau en bonne santé.

Veillez à

- ✓ Bien dormir,
- ✓ Surveiller votre alimentation,
- ✓ Faire du sport,
- ✓ Avoir une activité sexuelle,
- ✓ Apprendre en permanence,
- ✓ Entretenir les rapports sociaux

Ces habitudes stimulent le cerveau et le maintiennent en pleine forme. Comme dit le proverbe, « Mieux vaut prévenir que guérir. »

Pour en savoir plus : Écoutez le podcast "La Santé, ça s'écoute" pour devenir acteur de votre santé.

83 - L'hypertension artérielle menace le Cœur et les Artères

Le saviez-vous ? Près d'un adulte français sur trois
souffre d'hypertension artérielle (source LCI)

Avec l'âge, la tension artérielle a tendance à augmenter. Les médecins recommandent d'ailleurs de surveiller régulièrement sa tension. Ce que nous faisons trop rarement.

En France, on estime que 4 millions de personnes sont touchées par cette menace sans le savoir. Maux de tête, vertiges, sensation de mouche devant les yeux… L'hypertension artérielle s'installe discrètement.

Un contrôle régulier de sa tension s'impose.

La prévention de ce fléau passe par l'hygiène de vie. Veillez à :

✓ Maîtriser le stress et respirer par le nez,
✓ Pratiquer une activité physique régulière,
✓ Limiter l'alcool, le sel, le sucre et proscrire le tabac.

Nota : Ces conseils ne remplacent en aucun cas les recommandations de votre médecin.

À faire : Évitez les plats préparés. Ils sont souvent trop gras, riches en sel et en sucre. Achetez-vous un livre de cuisine et préparez vos repas.

84 - Diabète
Un type peu fréquentable

*Le saviez-vous ? En France, 500 000 personnes souffrent de diabète
de type 2 sans le savoir (source : pourquoidocteur.fr).*

Selon des chercheurs américains, la progression du diabète et les risques cardiovasculaires associés sont une chose commune entre 40 et 50 ans.

Une décennie à risque

Besoin d'uriner souvent, soif excessive, gros appétit mais perte de poids, fatigue… Le diabète s'impose souvent après 50 ans.

Une défaillance du pancréas.

Vous pouvez aider cet organe à mieux fonctionner en disant adieu à la malbouffe. Préférez les brocolis, les choux-fleurs et les choux de Bruxelles.

À tester : Faites-vous offrir un extracteur de jus pour vos 50 ans. Préparez un jus de choux de Bruxelles, de carottes et de laitue, idéal pour détoxifier le pancréas.

85 - Fuites urinaires, érections difficiles... Est-ce une fatalité ?

*" Il n'est peut-être pas de meilleure recette pour rester jeune
que de consacrer son énergie à autre chose " - Anonyme*

Les hommes ont également un périnée. Pour le localiser, il suffit de stopper son jet urinaire. En prendre soin, le muscler et le tonifier ne concerne pas que les femmes après l'accouchement.

Cet ensemble de muscles forme un hamac dans la partie basse du bassin. Avec l'âge, le périnée se relâche et devient moins tonique. Éjaculations précoces, difficultés à maintenir les érections, fuites urinaires... Les conséquences de ce relâchement sont fâcheuses pour nous les hommes.

Comment tonifier son Périnée ?

Après 50 ans, vous pouvez garder un périnée tonique grâce à des exercices de contractions (type Kegel), des exercices respiratoires (type hypopressive) et la pratique du mini trampoline.

Ce travail régulier tonifie le périnée et la sangle abdominale.

À faire : Les exercices de Qi Cong et les enchaînements de l'entraînement de Zach Bush tonifient également le périnée.

86 - Comment endiguer la baisse de Testostérone après 50 Ans ?

Le saviez-vous ? Le stress inhibe probablement la sécrétion de testostérone... d'où l'importance d'acquérir des techniques de lutte contre le stress
(source : ma-coach-sportive.fr)

L'andropause, ou baisse de la testostérone, touche les hommes à partir de 40 ans. Cette diminution entraîne une baisse du désir sexuel, une fonte musculaire, un changement de caractère et exacerbe la peur du risque.

Vous pouvez lutter naturellement pour contrer cette baisse et garder un taux de testostérone satisfaisant.

L'hygiène de vie est la solution

- ✓ Bien dormir et diminuer son niveau de stress,
- ✓ Réduire le sucre,
- ✓ Prendre du zinc,
- ✓ Pratiquer une forme de jeûne intermittent,
- ✓ S'exposer à la lumière naturelle et au froid,
- ✓ Intégrer des séances de cardio dans son activité physique.

À faire : Une cure de compléments alimentaires à base de zinc et de magnésium.

87 - Trois conseils pour garder une Prostate en bonne Santé

Le saviez-vous ? La prostate est une glande de la taille d'une châtaigne.

Deux anomalies guettent la prostate : l'hypertrophie (grossissement) et, plus grave, le cancer.

Le professeur Desgrandchamps, urologue et auteur du livre « La prostate : on en parle ? » nous donne trois recommandations pour garder une prostate en bonne santé.

Prostate, simplicité et bon sens

Contrôler son alimentation, attention aux mauvaises graisses

Avoir une activité physique régulière

Avoir une vie sexuelle harmonieuse (au moins 20 éjaculations par mois)

À tester : Prenez des compléments alimentaires à base de curcuma et de graines de courge.

88 - Prendre soin de son Foie
pour booster ses Hormones

Le saviez-vous ? Le foie est un organe discret. Mais avec un poids de 1,5 kg,
c'est l'organe le plus lourd et le plus volumineux de notre organisme.

Les mots ont-ils un sens ? En anglais, vie se dit live et foie se dit liver, des mots proches. Et si le foie était la vie ?

Dans le passé, chez les Grecs, les Chinois, au Moyen Âge… le foie a toujours suscité beaucoup de questions et de légendes.

À juste titre, plus de 500 fonctions essentielles sont assurées par cet organe. La production de testostérone et l'équilibre hormonal passent par un foie en bonne santé.

Le Foie, un organe essentiel

Le foie synthétise et régule le cholestérol, qui sert à fabriquer la testostérone et la DHEA (hormone de jouvence). Reposer, purifier, et prendre soin de son foie est essentiel pour rester en bonne santé après 50 ans.

En savoir plus : Lisez « Les pouvoirs cachés du foie : Gagnez des années de vie en bonne santé ! » du Pr Gabriel Perlemuter.

89 - Renforcer son système immunitaire avec sa Flore Intestinale

*Le saviez-vous ? Notre intestin mesure
en moyenne huit mètres de long.*

Le monde a été à genoux pendant deux ans à cause du Coronavirus. Les vaccins sont arrivés avec leurs conséquences et effets secondaires.

Est-ce la solution ? Je ne sais pas.

Cependant, **renforcer** son système immunitaire est une bonne option pour faire face à la prochaine pandémie qui ne manquera pas d'arriver.

Un peu d'optimisme. Se protéger des infections, des virus et des bactéries passe par un système immunitaire fort, notamment une flore intestinale en bonne santé.

L'intestin abrite **80 % des cellules** de notre système immunitaire.

Une alimentation riche en fibres et une vie saine sont les meilleurs réflexes face aux attaques de notre monde moderne.

À faire : Intégrez des aliments riches en probiotiques dans votre alimentation.

90 - Santé Prédictive et Personnalisée

Le saviez-vous ? L'intelligence artificielle (IA) transforme notre approche
de la santé en la rendant prédictive et personnalisée.

Surveiller votre santé et prévenir les maladies avant qu'elles ne surviennent. Un désir qui devient possible grâce à la technologie.

De nombreuses applications utilisent la force de calcul des IA pour analyser vos données de santé et vous fournir des recommandations personnalisées.

Ces dispositifs détectent des schémas invisibles à l'œil nu et vous proposent des solutions adaptées sur mesure.

À faire : Téléchargez une application comme Ada ou Healthily. Commencez à suivre quotidiennement vos activités et votre alimentation.

De petits ajustements peuvent avoir un grand impact sur votre bien-être.

91 - Révolutionnez Votre Santé avec les Objets Connectés

" La médecine classique manque de temps, de ressources et de médecins. Les IA sont porteuses d'espoir en matière de santé. Vous pourrez toujours compter sur leur patience infinie et sur leur faculté d'analyse... pour veiller à votre santé " - chatgpt

Jusqu'à présent pour réaliser une batterie de test, des analyses et autres check-up... il fallait se rendre à l'hôpital. Aujourd'hui, les objets connectés spécialisés permettent de faire ces tests à la maison.

Suivre ces résultats, disposé d'un historique et bien plus encore. Voici la promesse qu'offrent les nouvelles technologies dans le domaine de la santé.

Focus sur Wethings et ses objets connectés

Balances connectées, montres, capteurs de sommeil et thermomètres... Les appareils de la marque Wethings offrent bien plus que leurs fonctions de base.

Tous ces appareils ne se substituent pas à l'expertise de la médecine classique. Mais offre la possibilité de suivre, d'enregistrer, de monitorer le fonctionnement de notre corps.

Bientôt, toutes ces données seront recueillies par nos assistants virtuels. En temps réel, les IA pourront analyser ces données afin de fournir des conseils personnalisés.

À faire : Je vous invite à commencer à utiliser les objets connectés pour améliorer et suivre votre santé.

Chapitre 9

Sexe

Lutter contre la Chute Hormonale

**Comment booster sa Testostérone
et sa Libido après 50 ans ?**

" On peut naître vieux comme on peut mourir jeune "
Jean Cocteau

À partir de 50 ans, notre vie sexuelle évolue. Pourquoi ?

Ce chapitre met en lumière les conséquences de la baisse du niveau de testostérone liée à l'âge. Mais il serait réducteur de s'arrêter là. L'épanouissement sexuel après 50 ans dépend d'une multitude d'autres facteurs.

Santé mentale, un rôle crucial

Stress, anxiété et dépression affectent sérieusement la libido et les performances sexuelles. Être bien dans ses baskets, bien dans sa tête est essentiel pour une vie sexuelle équilibrée.

Plus que jamais, la santé sexuelle repose sur le respect du **SACRES** : Stress, Alimentation, Cerveau, Respiration, Exercice Physique et Sommeil.

Adopter une hygiène de vie saine et prendre soin de soi sont des clés pour préserver et même améliorer sa sexualité après 50 ans.

Ce chapitre insiste sur l'importance de la Testostérone dans notre vie d'homme.

Quelques pistes pour supporter naturellement ses hormones et préserver sa masculinité après 50 Ans

92 - Baisse de Testo
Les signes à ne pas ignorer

Le saviez-vous ? Une étude de 2020 a révélé que les hommes âgés de plus de 50 ans sont de plus touchés par des baisses significatives de testostérone.
Source : Journal of Clinical Endocrinology & Metabolism).

Connaissez-vous l'expression "Il a pris un coup de vieux" ? Une diminution du niveau de testo en est sans doute responsable.

Et dans ce domaine, les effets se font sentir en quelques mois seulement.

- ✓ Diminution de l'état de forme, fatigue générale, apathie
- ✓ Baisse de moral, pessimisme, anxiété, irritabilité
- ✓ Absence de désir sexuel, trouble de l'érection
- ✓ Fonte musculaire, douleurs articulaires, embonpoint
- ✓ Augmentation de la graisse abdominale

Voilà, maintenant vous savez. Prenez soin de vous.

Vous éviterez en grande partie ces travers en consacrant 30 minutes par jour (2 % d'une journée) à votre santé.

À faire : Une prise de sang permet de mesurer le taux de testostérone. Très utile pour savoir si vous êtes touché ou pas.

93 - Soutenir sa Testo
Toujours et encore l'hygiène de Vie

Le saviez-vous ? Selon des études, le niveau de testostérone des hommes aujourd'hui est inférieur de 25 % à celui des hommes dans les années 1980.

Certaines plantes et minéraux favorisent la production de testostérone chez l'homme. Même si les produits magiques et les solutions miracles n'existent pas. C'est avant tout l'hygiène de vie qui influe sur les niveaux d'hormones.

Pour préserver votre masculinité, veillez à :

Votre **alimentation**, soyez attentif à quand vous mangez.

Votre **sommeil**, les hormones aiment le silence de la nuit.

L'exercice physique, alternez les séances d'endurance avec des séances de cardio (après avis médical bien sûr).

Gérer le **stress**, maintenir un niveau de stress raisonnable est une priorité.

Prendre soin de son **cerveau**, tenez-le éloigné des addictions (porno, jeux en ligne, alcool, tabac…).

Les problèmes d'érections et de libido témoignent de dérèglements dans l'organisme. Corrigez les mauvaises habitudes et repartez sur de bonnes bases avant qu'il ne soit trop tard.

À faire : Travaillez les chapitres du SACRES en priorité.

94 - Rester un Homme
Une question dans l'air

« Celui qui maîtrise sa respiration maîtrise sa vie »

Ce guide de conseil propose un chapitre entier sur les pouvoirs de la respiration. Et à juste titre, la respiration est une aide précieuse en matière de vigueur sexuelle.

Vous trouverez sur YouTube de nombreuses vidéos expliquant la technique de respiration hypopressive ou respiration inversée.

Pratiqués régulièrement, ces exercices renforcent les abdominaux, tonifient le diaphragme et le périnée. Cette respiration a une action sur tout le système digestif et procure une meilleure qualité d'érection.

La Respiration au service de nos Erections

Le meilleur pour la fin, la respiration hypopressive aide à lutter contre les fuites urinaires qui touchent de plus en plus d'hommes après 50 ans.

À faire : Privilégiez de 5 à 10 minutes de respiration hypopressive le matin au réveil, le ventre vide. Après quelques semaines de pratique, vous ne tarderez pas à voir les résultats.

95 - L'Alcool torpille votre Masculinité

« L'alcool transforme la Testostérone en Œstrogène. »
Jed Diamond, auteur et psychothérapeute

Le manque de testostérone rend l'homme faible, docile et impuissant. Voilà qui est dit.

La consommation d'alcool est particulièrement responsable de ce déficit.

Boire exacerbe la part féminine de l'homme.

La consommation d'alcool favorise la conversion de la testostérone en œstrogène (hormone sexuelle féminine), sous l'action d'enzymes appelées aromatases.

Ce phénomène est encore amplifié par la consommation de bière. En cause, la présence de Houblon qui ne fait pas bon ménage avec la testo.

Pourquoi la bière fait pousser le ventre ?

Vous connaissez maintenant l'origine du « ventre à bière ». Comme chez les femmes le faible taux de testo favorise le stockage de graisse autour du ventre. Un faible taux de testo est égal à ventre qui pousse.

Conseil : Évitez particulièrement la bière et limitez votre consommation à deux verres d'alcool par jour. Prévoyez des jours off pour laisser votre foie au repos.

96 - Perte de Poids et Testostérone l'un ne va pas sans l'autre

Le saviez-vous ? Il est extrêmement difficile de perdre du poids,
de réduire sa masse graisseuse avec un faible taux de testostérone.

Vous souhaitez peut-être perdre du poids ?

Alors, vous devrez accorder une attention toute particulière à votre niveau de testo pour y parvenir.

Le surpoids et l'obésité vont souvent de pair avec un faible niveau de testostérone.

Des études ont montré que 40 % des personnes en surpoids ont un déficit en testostérone. La situation s'aggrave encore chez les diabétiques où le taux frise les 50 %.

Pourquoi le Ventre qui Pousse

Le déficit en testostérone favorise le stockage de la graisse au niveau de l'abdomen. Une explication à l'embonpoint qui touche trop d'hommes après 50 ans.

Prendre soin de son niveau de testo est donc un prérequis avant tout désir de perte de poids.

À faire : Perdre du poids pour faire remonter son taux de testostérone et diminuer celui d'œstrogène.

97 - Cortisol vs Testostérone
Comment le Stress affecte votre Santé ?

Le saviez-vous ? Les hommes dont le tour de taille est supérieur à 102 cm sont souvent frappés par un faible taux de testostérone.

Pourquoi a-t-on du mal à réfléchir sous l'impact du stress ? Plus grave, pourquoi le stress impacte-t-il défavorablement la sexualité ?

La réponse se situe encore au niveau hormonal.

Le stress produit dans l'organisme une hormone appelée cortisol.

Quel est le rapport entre cortisol et testo ?

Testostérone et cortisol proviennent des mêmes blocs hormonaux. Comme des vases communicants lorsqu'un augmente, l'autre baisse et vice versa.

Gérer et maîtriser le stress est une des clefs pour garder un niveau de testostérone optimal.

Conseil : Pratiquez des exercices respiratoires de cohérence cardiaque pour diminuer l'impact du stress sur votre organisme et dans votre vie.

98 - Soutenir la Testo
La solution dans votre assiette

« La santé dépend plus des précautions que des médecins »
Jacques-Bénigne Bossuet.

Bien manger aide le corps à produire naturellement de la testostérone. Au bout de votre fourchette se cache trois principes clés pour optimiser la production hormonale :

Favoriser les bons gras : La testostérone est principalement fabriquée à partir d'acides gras (huile d'olive, avocat, noix, noisette, saumon…).

Éviter le sucre : Le sucre fait monter l'insuline et diminue le taux de testostérone.

Éviter la junk food, le soja, le lin, la menthe, le houblon, les produits laitiers, les céréales... nuisent à la production de testostérone.

Pour en savoir plus : Orientez-vous vers une alimentation type Paléo.

Lisez « Le Régime Hormone » du Dr Thierry Hertoghe.

99 - Le HIIT : La solution pour booster votre Testostérone

*« Quand vous commencez quelque chose de nouveau,
vous devez marcher avant de courir » Barbara Hannah Grufferman.*

Rester en forme en prenant de l'âge n'est pas un hasard.

Le sport et l'activité physique (marche, vélo, jardinage…) sont en la matière essentiels. Allez-y doucement si vous n'avez pas fait de sport depuis longtemps.

Les études ont démontré que les séances de sport courtes et à haute intensité (exercices HIIT) sont les plus efficaces pour le soutien des niveaux de testo.

Que pensez des sports d'endurance ?

A contrario et paradoxalement, les sports d'endurance augmentent le cortisol, l'hormone du stress, nuisible à la testostérone.

Toutes les formes d'activités physiques sont bénéfiques pour la santé. Mais pensez, dans la mesure de vos capacités, à inclure des exercices de cardio dans vos programmes sports.

Perso, je termine mes séances de marche nordique ou de mini-trampoline par des exercices HIIT avec un kettlebell de 12 kg.

À faire : Privilégiez les sports comme le CrossFit et les exercices HIIT, avec kettlebell ou corde à sauter, après avis médical.

100 - Les perturbateurs endocriniens
Un danger pour votre Sexualité

" Un perturbateur endocrinien est une substance chimique qui dérègle le fonctionnement des hormones dans l'organisme. Les perturbateurs endocriniens sont soupçonnés de favoriser l'apparition de tumeurs " - source site Macif

Le fonctionnement de notre organisme est perturbé par la présence croissante de molécules chimiques. Elles sont dans ce que nous mangeons, nos maisons, nos produits de soins et dans l'air pollué que nous respirons.

Les niveaux d'hormones sont impactés par ces perturbateurs.

Des solutions simples existent pour réduire l'impact de ces poisons silencieux. Marcher et s'aérer régulièrement en pleine nature aide, par exemple, à s'éloigner de ces perturbateurs.

Pour limiter la baisse de Testo, évitez

- ✓ L'alimentation ultra-transformée et les pesticides.
- ✓ Le micro-ondes et les emballages plastiques.
- ✓ Les produits chimiques domestiques.
- ✓ Les produits de soins non naturels.

Lisez « Ma bible anti-perturbateurs endocriniens » de Patricia Riveccio.

101 - Addiction au Porno
Le péril invisible

Le saviez-vous ? En 2018, Pornhub a reçu plus de 33 milliards de visites - Slate.fr

Internet a démocratisé l'accès au porno. Nous subissons aujourd'hui les conséquences de ce déferlement de sexe masturbatoire.

Avant, il fallait attendre le premier samedi du mois ou surmonter la gêne dans les vidéos clubs pour avoir accès à de la pornographie.

Aujourd'hui, ce n'est plus le cas. Le contenu pour adulte est accessible en quelques clics et en quantité illimitée.

Pensez-vous que notre cerveau d'homme préhistorique soit préparé à cette avalanche de contenu ? La réponse est non.

L'abus de porno biaise et abîme le cerveau

Des études montrent que les images pornographiques modifient les récepteurs de plaisir dans notre cerveau. L'addiction apparait.

Comme avec toutes les addictions, il faut augmenter la dose et aller vers des pratiques toujours plus extrêmes pour obtenir la même satisfaction.

Le porno semble inoffensif. Cette industrie est florissante. Mais, c'est pourtant, à mon sens, la plus grande menace sur la santé mentale et physique des hommes.

À faire : Essayez le NoFap challenge pendant trois mois.

102 - NoFap Challenge
Comment Sauver notre Masculinité ?

Le saviez-vous ? Sigmund Freud, Mike Tyson, Muhammad Ali, Isaac Newton, Steve Jobs, Platon, Kanye West, 50 Cent, Mark Wahlberg et même Michel-Ange ont tous pratiqué un contrôle strict de leur éjaculation d'une manière ou d'une autre.

Comment se guérir de l'addiction au porno ?

La réponse est de relever le NoFap challenge. Ce défi permet de réparer son cerveau des dégâts causés par des années de visionnage de contenus pornographiques.

Voici les bienfaits du NoFap challenge rapportés par ceux qui l'ont réussi.

Bienfaits du NoFap après trois Mois

- ✓ Un accroissement d'énergie et une augmentation du taux de testostérone.
- ✓ Plus de masse musculaire, une amélioration de la qualité de la peau et des cheveux.
- ✓ Plus de confiance et une meilleure estime de soi.
- ✓ Un accroissement de la productivité, plus de clairvoyance.
- ✓ La faculté à mieux réfléchir, une meilleure santé, etc.

À faire : Le NoFap challenge, 90 jours, trois mois sans porno.

103 - TRT et Risques Cardiovasculaires

Baisse des niveaux de testostérone, aussi appelée andropause ou hypogonadisme, certains hommes optent pour un traitement de remplacement de la testo (TRT)

Quelques points clés à considérer avant d'opter pour la TRT

Risque cardiovasculaire accru : Une étude récente publiée dans l'American Journal of Medicine a révélé qu'un traitement de remplacement de la testostérone accroissait de 21%, le risque d'accident vasculaire cérébral (AVC) et d'infarctus du myocarde.

Les chercheurs soulignent qu'il existe peu de preuves sur les avantages cliniques à long terme de la TRT. Prudence, donc !

Alternatives à la TRT

Pour lutter contre les symptômes du vieillissement, comme fatigue et baisse des performances sexuelles, il existe d'autres approches thérapeutiques moins risquées.

- ✓ Modifier son mode de vie
- ✓ Adopter une alimentation équilibrée
- ✓ Se mettre au sport
- ✓ Gérer son stress

Pour résumer, les fondements du SACRES améliorent les niveaux de testo sans les risques associés à la TRT.

À faire : Évaluez avec votre médecin les avantages et les risques de la TRT par rapport aux alternatives

Chapitre 10

Vieillir en Forme

Comment ne pas devenir Vieux trop vite ?

Bien Vieillir Demain se prévoit Aujourd'hui

*"Les rides de l'éléphant ne sont pas des signes de faiblesse
mais les marques d'une vie riche en expériences." - Proverbe asiatique*

Vous venez de passer le cap du demi-siècle. Bravo. Mais quel est votre véritable âge biologique ? Peut-on à 50 ans, avoir l'organisme d'une personne de 40 ans ? Oui, c'est possible !

Prendre soin de soi et de sa santé, modifier ses habitudes… Il n'appartient qu'à vous de préserver, d'entretenir votre capital santé.

Les enjeux de la cinquantaine sont cruciaux pour déterminer comment vous allez vieillir. *Organes, hormones, muscles, peau, cerveau, énergie…* Quels sont les secrets pour bien vieillir et pourquoi pas, faire machine arrière ?

Biohacking, miroir aux Alouettes ?

Dans ce chapitre, nous parlerons de Biohacking. Que se cache-t-il derrière ce nom compliqué ? Pas grand-chose de nouveau, vous allez le découvrir.

Explorons dans ce chapitre comment éviter de prendre un coup de vieux trop vite. Ce qui arrive malheureusement trop souvent après 50 ans.

De l'alimentation aux techniques de respiration, en passant par l'utilisation de l'IA, voici quelques clefs pour rester jeune et en forme.

**Conseils pour ne pas devenir Vieux, Moche et Con
(après tout, c'est la promesse du livre)**

104 – Comment Améliorer sa Vie après 50 Ans

À savoir : "Biohacking" derrière ce nom barbare se cache en fait des pratiques ancestrales pour améliorer sa santé et son bien-être.
Le Biohack, invention marketing ? Peut-être

Vous recherchez des moyens simples et efficaces pour améliorer votre bien-être quotidien.

Voici cinq hacks qui peuvent transformer votre vie. Ces techniques sont gratuites, demandent peu d'investissement en temps et offrent de réels bienfaits.

Le Froid

Les douches froides, bains de glace, les séances de cryothérapie renforcent le système immunitaire et le mental. Elles placent temporairement l'organisme en situation de stress, le rendant plus fort. Commencez doucement avec des douches froides dans votre SDB.

Jeûne Intermittent

Le jeûne intermittent, en particulier en jeûnant 16 heures par jour, propose de nombreux bienfaits pour l'organisme. En plus de laisser votre système digestif au repos, ce tempo permet au corps de régénérer ses cellules.

Il réduit également les pics de glycémie que l'on connaît après avoir mangé. Essayez de sauter le petit-déjeuner ou de dîner tôt pour observer les bienfaits du jeûne intermittent.

Respiration Nasale

*"Le livre du bien-être a été écrit il y a des siècles.
Nous ne faisons que relire ses pages jaunies."*

Respirer par le nez, même en faisant du sport, est essentiel. Filtrer, réchauffer et humidifier l'air avant qu'il n'atteigne vos poumons passe par le nez.

Les exercices de respiration, comme inspirer sur quatre temps et expirer sur six, équilibrent le système nerveux autonome.

Respirer par le nez est la meilleure façon pour réduire le stress et laisser entrer la sérénité dans votre corps.

Méditation Quotidienne

La méditation aide à se concentrer, à réduire le stress et à rester présent. Se concentrer sur sa respiration et laisser passer les pensées sans les juger est une méthode simple de méditation.

Méditer pendant 5 à 10 minutes le matin dès le réveil imprègne votre journée de maîtrise de soi et de sagesse.

Désintoxication Numérique

Réduisez l'influence des médias numériques dans votre vie. Vous y gagnerez en sérénité.

N'utilisez pas votre smartphone pendant la première et la dernière heure de la journée. Oubliez le pendant les moments passés avec votre famille. Faites du mode avion votre meilleur ami.

Vous le voyez, derrière le terme bioaking, se cache en fait le bon sens. L'efficacité se cache souvent derrière la simplicité.

105 - Comment garder son cerveau en pleine Forme ?

« Savoir écouter, c'est posséder, outre le sien, le cerveau des autres. »
Léonard De Vinci

Lorsque vous mangez, une bouchée sur cinq sert à alimenter votre cerveau. Cet organe énergivore, qui ressemble à une noix, affectionne particulièrement les lipides comme source d'énergie.

Pour garder un cerveau en bonne santé, privilégiez les aliments riches en oméga-3 :

- ✓ Huiles (lin, colza, noix, olive)
- ✓ Poissons (sardines, maquereau, saumon)
- ✓ Œufs, avocats
- ✓ Huile MCT (dérivé de la noix de coco)

À tester : Faites une cure de compléments alimentaires d'oméga-3 à base d'huile de poisson pour booster le fonctionnement de votre cerveau.

106 - Comment paraître jeune ?
Une question de Collagène

" On n'a pas vu vieillir ses parents.
On les a vus vieux tout à coup " - Jovette-Alice Bernier

Avoir une belle peau est un signe de succès, de bonheur et de santé. L'aspect de votre épiderme dépend du collagène, une protéine produite naturellement par le corps.

La peau reste ferme et élastique grâce à cette protéine. Mais la production de collagène diminue avec l'âge.

Comment soutenir la production de collagène ?

Après cinquante ans, vous pouvez booster naturellement la production de cette protéine pour préserver l'éclat de votre peau et paraître plus jeune.

Veillez à :

✓ • Bien dormir,
✓ • Réduire sucre et tabac,
✓ • Prendre de la vitamine C

À tester : Il existe des compléments alimentaires à base de collagène et d'acide hyaluronique.

107 - Le stress oxydatif
Un mal qui ronge de l'Intérieur

Le saviez-vous : Rides, Cataracte, Emphysème, Cancer, Infarctus, Parkinson…
Plus de 100 troubles et maladies liés à l'âge sont attribués aux radicaux libres.

En fonctionnant, les cellules de notre organisme produisent des déchets : Les radicaux libres.

Ils sont responsables du stress oxydatif.

Combattre les conséquences des radicaux libres pour ralentir le vieillissement et paraître plus jeune.

Comment combattre le Stress Oxydatif ?

✓ • Consommer des légumes colorés (pour les polyphénols),
✓ • Réduire votre niveau de stress (exercices respiratoires),
✓ • Pratiquer le jeûne intermittent,
✓ • Faire le plein de vitamine C et d'oméga 3 et 6

À tester : Prendre des compléments alimentaires à base de vitamine A, C, E, de zinc et de sélénium

108 - Bien respirer
pour vivre Mieux et plus Longtemps

Le saviez-vous ? Le corps élimine 70 % des toxines par la respiration

Nous prêtons trop peu d'attention à notre souffle. À tort, nous respirons plus de 20 000 fois chaque jour.

Si vos nuits sont rythmées par les ronflements et par les apnées du sommeil. Pire encore, si vous respirez par la bouche, il est urgent de réapprendre à respirer.

Le souffle est une source d'énergie, un merveilleux somnifère et un antistress naturel. La respiration est utilisée par l'organisme pour éliminer les toxines.

La santé se trouve juste sous votre nez

Respiration abdominale, bailler, apnée, hyperventilation, cohérence cardiaque, Buteyko, Wim Hof, marche afghane… Ils existent une variété immense de façon de respirer. Chacune d'elles apporte son lot de bienfaits.

Perso, je pratique des exercices respiratoires tous les jours. Le matin au réveil et le soir au coucher. Ma préférence va pour la cohérence cardiaque et les exercices Wim Hof.

À lire : " Spirothérapie : Des pranayamas aux pratiques modernes..." de Samuel Ganes et Christelle Enault

109 - La production Hormonale aime le silence de la Nuit

Le saviez-vous ? Le tabac est l'inhibiteur le plus actif de la fonction érectile.

Avec l'âge, la production hormonale tend à diminuer. Pour les hommes, le taux de testostérone joue un rôle prépondérant dans le processus de vieillissement.

Rappelez-vous ces réveils matinaux avec une « gaule » d'enfer. Est-ce encore le cas aujourd'hui ? Ou alors seulement en vacances.

En réalité, l'essentiel de la testostérone est produit pendant le sommeil. Après une nuit de sept heures, le niveau de testostérone augmente de 30 % en moyenne.

Prendre soin de ses nuits pour rester vigoureux !

Négliger son sommeil en travaillant ou en regardant Netflix jusqu'à pas d'heure revient donc à faire une croix sur sa libido. Ce serait dommage, non ?

Bien dormir est une priorité pour rester « vigoureux » et pour garder le contrôle de sa Vie.

À faire : Une douche froide (si, si j'ai testé) avant de vous coucher favorise l'endormissement. Vos batteries vont pouvoir se recharger pendant le sommeil.

110 - Douleurs articulaires, rhumatismes… Encore une question de Collagène

" Effacer ses rides, c'est comme devenir amnésique. Une personne qui n'a rien gravé sur le visage n'a pas vraiment vécu " - Cécile Coulon

Comment garder des articulations en bonne santé ?

Cela passe bien sûr par une activité physique régulière. Dans certains cas, les cures thermales sont bénéfiques pour soulager les bobos de notre anatomie.

Mais préserver et réparer son capital articulaire passe avant tout par l'alimentation, et l'apport en collagène.

Le collagène, ciment de notre corps

Ciment de nos articulations, le collagène favorise la formation du cartilage, des tendons et des ligaments. Les abats et les os à moelle sont riches de cette molécule.

Conseil : Consommez régulièrement des aliments riches en collagène (bouillon d'os, œufs, gélatine…).

Plus pratique, optez pour une supplémentation régulière en collagène en poudre de bœuf.

111 - S'étirer, votre gage Longévité

Pourquoi s'étirer après 50 ans ?

Avec l'âge, notre corps change, se durcit, devient raide. À la longue, les déformations ne tardent pas à se faire sentir : mal au dos et aux articulations et perte de mobilité.

En résumé, on devient raide. Que faire ?

La solution est simple et passe par les étirements. Après le sport, à la fin de la journée, le matin au réveil, les étirements sont essentiels pour maintenir la souplesse et la flexibilité de nos muscles et articulations.

S'étirer régulièrement augmente l'amplitude des mouvements et réduit les tensions musculaires. Notre souplesse est ainsi préservée.

Les étirements, moins de stress et plus d'énergie

Les étirements activent la circulation sanguine. Et, aident à évacuer le stress qui s'accumule dans notre organisme.

Depuis peu, j'ai découvert le QI Gong, une forme de gymnastique chinoise. Les exercices mettent à rude épreuve ma souplesse et mon sens de l'équilibre.

J'associe les mouvements avec ma respiration. Ce qui m'apaise et m'apporte beaucoup de sérénité.

À faire : Intégrez des étirements dans votre routine quotidienne, le matin au réveil ou le soir avant de vous coucher.

112 - Le Glutathion
Défense naturelle contre le Vieillissement

"La nature est un professeur universel et sûr pour celui qui l'observe."
Carlo Goldoni

Glutathion… Derrière ce nom barbare se cache une molécule produite naturellement par notre corps.

Le Glutathion, ou encore le « maître antioxydant », est une arme précieuse pour combattre le stress oxydatif (un mécanisme impliqué dans de nombreuses maladies chroniques).

Combattre le Stress oxydatif et les Radicaux libres

Comme avec une voiture ou la rouille s'attaque aux longerons pour la rendre inutilisable. Le stress oxydatif, nous ronge de l'intérieur, si on n'y prend pas garde.

Avec l'âge, notre corps peine à produire le Glutathion. Et nous laisse sans défense face aux radicaux libres et au stress oxydatif.

Conseil : Le Glutathion est proposé dans de nombreux compléments alimentaires. Préférez les versions liposomes mieux assimilées par l'organisme.

Cryothérapie
Quelques minutes de grands frissons

Le saviez-vous ? Après quelques minutes de cryothérapie, la peau est plus ferme et l'organisme a consommé entre 800 à 1 200 calories.

400 ans avant notre ère, Hippocrate mentionnait déjà les bénéfices du froid comme anti-douleur.

Aujourd'hui, le froid extrême est accessible dans des cabines de cryothérapie.

Rhumatisme, système immunitaire, détox, éclat de la peau, vieillissement, meilleur sommeil… La cryo et l'exposition au froid combattent efficacement le vieillissement.

Le froid répare le corps et stimule l'organisme.

Combien de temps faut-il s'exposer au froid ? À cette question, les gens du Nord nous donnent la réponse : il faut alterner le froid et le chaud pendant de courts instants.

Cela ne sert à rien de rester 15 minutes dans de l'eau glacée.

Non, le corps aime les challenges et les changements d'état, ce qui provoque un bon stress et, selon certains spécialistes, une augmentation des hormones de croissance.

Conseil : La cryothérapie est parfois inaccessible. Vous pouvez vous confronter au froid dans votre salle de bain ou dans les bacs d'eau glacée après le sauna. C'est déjà un bon début.

113 - Le secret pour avoir plus d'énergie Chouchoutez vos Mitochondries

« Les mitochondries soutiennent la vie humaine parce qu'elles génèrent l'énergie qui alimente nos cellules. » Sara Adaes, biochimiste

Les mitochondries sont nos colocataires. Elles font partie de nos cellules et sont comparées à des centrales énergétiques. Respiration, mouvement, réflexion… Tout dans notre corps fonctionne grâce à l'énergie dégagée par les mitochondries.

Avec l'âge, les mitochondries fatiguent et produisent moins d'énergie.

Lutter contre le Début de la Fin !

Pour un fonctionnement mitochondrial optimal, veillez à :

- ✓ Restriction calorique (jeûne intermittent)
- ✓ Exercices physiques
- ✓ Bien dormir
- ✓ Réduire le stress
- ✓ S'exposer à la lumière du soleil et au froid

À lire : « Les mitochondries au cœur de la médecine du futur » par le docteur Lee Know

114 - Épices anti-âge
Le secret des 50 ans

*« L'inflammation chronique, ce tueur silencieux, favorise la dégénérescence des cellules et des tissus comme les articulations (arthrose), les tendons, les muscles, les parois des vaisseaux (artériosclérose), le pancréas (diabète) » extrait du site anti-âge intégral**

L'inflammation chronique est un fléau qui touche énormément de cinquantenaires.

Ses symptômes sont insidieux et peu visibles. Mais, cet état inflammatoire accélère le vieillissement lorsqu'il s'installe durablement dans l'organisme.

Une alimentation saine et une bonne hygiène de vie sont encore une fois la réponse pour combattre cet état inflammatoire.

Vous pouvez relever la saveur de vos plats avec certaines Herbes et Épices pour lutter encore davantage contre ce fléau.

- ✓ Safran, piment de Cayenne, gingembre, cannelle, clous de girofle, sauge, romarin.

En savoir plus : le livre « Comment j'ai vaincu la douleur et l'inflammation chronique par l'alimentation » de Jacqueline Lagacé

115 - La Médecine Régénérative

Le saviez-vous ? Le prix de la Souris Mathusalem a vu le jour en 2003.
Un prix qui récompense les progrès scientifiques sur la longévité des souris.

La médecine régénérative utilise des techniques avancées comme les cellules souches pour réparer les tissus endommagés.

Cette médecine de pointe améliore la fonction cellulaire et renforce le système immunitaire.

Voici trois exemples d'applications de médecine générative

- **Prothèses intelligentes** : Membres artificiels adaptatifs pour une meilleure mobilité.
- **Médecine prédictive** : IA prévoyant les risques de santé pour une intervention précoce.
- **Suivi à distance** : Surveillance continue de la santé à domicile via des appareils connectés.

La médecine régénérative vise la reprogrammation cellulaire partielle afin de rajeunir les cellules vieillissantes. Comme ces chercheurs du Abraham Institute qui ont réussi à "rajeunir" des cellules de peau âgées en les reprogrammant.

Cette approche ouvre la voie vers des applications dans l'amélioration de la cicatrisation des plaies et dans le traitement de maladies comme Alzheimer.

Pour en savoir plus, écoutez des podcasts spécialisés comme "Stem Cell Podcast".

Chapitre 11

Une dose de Dev Perso

Accroître son Pouvoir d'Influence

"Comme l'éléphant qui mue sa peau, l'homme sage sait se réinventer tout en restant fidèle à sa nature." - Philosophie hindoue

Pourquoi un chapitre sur le développement personnel ?

Est-il possible d'augmenter son pouvoir d'influence et de persuasion après 50 ans ? La réponse est oui. Et cela passe par la faculté de comprendre l'autre.

Le pouvoir des mots, des questions, des silences : ces éléments transforment la façon dont nous échangeons, nous faisons apprécier et influençons les autres.

Comme en cuisine, il faut connaître les recettes, les trucs et astuces pour devenir un chef étoilé en matière de communication.

Et, tout simplement, mieux se faire apprécier par nos semblables.

Les progrès technologiques associés à l'intelligence artificielle nous aident à mieux communiquer. L'intégration de ces technologies ouvre un champ des possibles insoupçonné pour améliorer notre communication et renforcer les liens.

11 conseils pour mieux communiquer et obtenir des autres ce que vous souhaitez.

116 - Le Triangle d'or
des relations Humaines

« Si tu dis bien bonjour, tu as fait la moitié du chemin. »
Itinéraire d'un enfant gâté

Comment améliorer sa communication, son savoir-être et se faire aimer par les autres ?

La réponse tient en trois mots : **Remercier, Respect, Politesse**

Dire merci : Sachez reconnaître les efforts de chacun à votre égard. Soyez reconnaissant et dites merci, même si tout n'est pas parfait.

Respect : Adressez-vous à chaque personne avec respect et dé-férence. Imaginez-vous à un repas au restaurant. Si un de vos amis s'adresse méchamment au serveur, quel est votre sentiment ? Un malaise s'installe, n'est-ce pas ?

Politesse : Les bases du savoir-vivre impliquent d'exprimer sa gratitude, de saluer et de dire au revoir.

À faire : Intégrez ces trois mots dans votre manière d'être.

117 - Arrêter de critiquer et de condamner… Cela ne sert à rien !

« Vous ne pouvez rien apprendre à un homme,
vous pouvez seulement l'aider à trouver les réponses en lui. »
Galilée, astronome et mathématicien italien

Voici une vérité que l'on oublie trop souvent, mais qui peut grandement améliorer vos relations avec les autres :

Vous ne changerez rien ni personne en critiquant. Les critiques sont contre-productives et produisent l'effet inverse de celui recherché.

Critiquer place l'autre sur la défensive, blesse son amour-propre et provoque du ressentiment.

Essayez plutôt de vous mettre à la place de l'autre et écoutez ses arguments.

Arrêtez de porter des jugements sur tout. Vous montrerez ainsi un esprit ouvert, tolérant et définitivement plus humain. Et doit-on le rappeler, personne n'a la science infuse.

En savoir plus : « Arrêter de critiquer » est le premier conseil de l'excellent livre « Comment se faire des amis » de Dale Carnegie, vendu à plus de 45 millions d'exemplaires.

118 -L'éloge sincère
Votre passeport social

« Les compliments ne font que confirmer ce que
nous pensons de nous-mêmes. » - Anne Barratin

Tout le monde cherche à se faire apprécier des autres, que ce soit au travail, dans la vie ou en famille. Savoir complimenter vous place loin au-dessus de la mêlée.

L'art de complimenter est difficile. Le danger est de passer pour un vil flatteur lorsque les compliments ne sont pas sincères. À l'inverse, complimenter avec finesse et intelligence ouvre les portes des cœurs et marque les esprits.

Complimenter habilement exige tact et empathie

Être attentif aux autres, remarquer et louer une qualité, un progrès, un effort.

Mettre l'autre en valeur, booster son amour-propre.

Accorder à l'autre de l'importance. L'ingrédient magique des relations humaines.

Complimenter spontanément et sans arrière-pensées vous fera aimer de tous. Voilà le secret.

À faire : Remarquez et exprimez un compliment à chaque occasion.

119 - Questionner, ou comment montrer que l'on s'intéresse à quelqu'un

« Qui questionne dirige. » - Proverbe

Comment gagner en influence et être apprécié par tous ?

C'est simple : montrez votre intérêt à une personne en posant des questions. Découvrez ses centres d'intérêt, son histoire, ses peurs et aspirations.

Utilisez l'art des silences pour laisser l'autre s'exprimer.

Cela peut paraître idiot, mais bien peu de personnes cherchent à réellement connaître les autres.

Le faire sincèrement et sans arrière-pensée marque les cœurs et les esprits. L'homme a besoin de reconnaissance et de valorisation, les piliers de l'estime de soi.

C'est ce que vous témoignez en posant des questions.

En savoir plus : La questiologie, un terme qui désigne l'art de poser des questions.

120 - Pourquoi je n'aime pas les Discussions de Comptoir

*« Ne perds pas ton temps avec des explications,
les gens entendent ce qu'ils veulent entendre. » - Paulo Coelho*

Vous avez certainement déjà assisté à ces dialogues de sourds où chacun campe sur ses positions. Personne n'écoute vraiment, seule la volonté de « clouer le bec » à l'autre dirige les échanges.

Dans ces situations, poursuivre le dialogue et argumenter ne sert à rien. Personne n'est prêt à changer d'avis.

Cette réalité se manifeste avec encore plus de véhémence sur les réseaux sociaux.

Comment être sûr de perdre son Temps ?

Totalement libérés par l'anonymat des écrans, les internautes se lâchent. Les propos outranciers et les insultes ne tardent pas à venir, même sur les sujets les plus simples. La moindre question ou remarque devient l'occasion d'invectives et de joutes de clavier.

Que pensez-vous gagner avec ce genre d'échanges ? Rien, sinon perdre votre temps. Évitez la controverse et les échanges inutiles sur le web et dans la vraie vie.

Changez de sujet ou de personne.

À faire : Cessez d'argumenter pour rien.

121 - Le secret pour Inspirer

*« Donnez-lui une belle réputation à justifier
et il déploiera des efforts prodigieux pour éviter de démériter à vos yeux. »
Dale Carnegie, écrivain américain*

Comment amener les autres à se dépasser ?

Certainement pas en pointant leurs erreurs et leurs petits défauts que vous y parviendrez.

Pour influencer positivement les actes et les pensées d'une personne, faites appel aux belles valeurs et aux nobles sentiments.

Donnez à l'autre une belle réputation à tenir.

Comportez-vous avec une personne comme si elle avait déjà toutes les qualités que vous souhaiteriez qu'elle ait.

Voilà la clé pour rendre les autres meilleurs.

Relire « Comment se faire des amis » de Dale Carnegie.

122 - Réciprocité, un secret marketing

« Qui donne reçoit. » - Expression française

Récemment, je suis entré dans une bijouterie Mauboussin. Je cherchais un cadeau d'anniversaire pour mon épouse. L'accueil fut chaleureux et on m'a offert un café pendant qu'on me présentait des bijoux. Résultat, j'ai acheté une montre dans cette boutique.

Dur de repartir sans rien acheter après avoir accepté le café.

Ce sentiment d'être redevable est un principe psychologique bien connu appelé réciprocité.

On se sent obligé lorsqu'on reçoit une faveur, un cadeau ou une attention.

Personne n'aime être Redevable

Pour influencer une personne, commencez par donner quelque chose. Pour créer chez l'autre le sentiment de vous être redevable. Il est maintenant difficile pour cette personne de vous refuser quelque chose ou de vous décevoir.

Notre société est régie par ce contrat imaginaire, cette norme sociale.

À faire : Soyez attentif la prochaine fois qu'on vous offre un café ou un jus de fruit dans une concession automobile. Vous pourriez bien repartir avec une nouvelle voiture.

123 - Le Pouvoir du 'Non' dans la Négociation

" N'acceptez aucun compromis. Vous êtes tout ce que vous avez " - Janice Joplin

Comment devenir un fin négociateur ?

Existe-t-il des techniques, des stratégies secrètes pour négocier? Non, on n'est pas au cinéma. Sortir vainqueur d'une négociation, c'est avant tout avoir le choix.

Le choix de pouvoir dire non et de quitter « la table ».

Il est impossible de négocier quoi que ce soit lorsqu'on est au pied du mur.

Les exemples sont nombreux :

- ✓ Au travail, vous obtiendrez plus aisément une augmentation si vous pouvez quitter l'entreprise, si vous avez d'autres pistes d'emploi.
- ✓ Idem avec les billets d'avion, de train, les séjours de vacances, etc. Si vous vous y prenez à la dernière minute, vous n'aurez que pour seul choix celui de payer le prix demandé.

Préparez-vous avant chaque négociation. Fixez-vous des limites, une marge, des règles et respectez-les. Soyez ferme et sans regret.

À faire : Prévoir un plan B, C, D... vous serez encore plus fort.

124 - Améliorer son sens de l'écoute ou le pouvoir du silence

« Le silence est d'or, la parole est d'argent. » - Dicton populaire

Comment voulez-vous entendre ce que l'autre dit si vous n'arrêtez pas de parler ? Pire, si vous lui coupez la parole, pressé de sortir votre monologue.

Less is more (moins est mieux) est une règle précieuse.

Le silence donne du Pouvoir

Les silences sont une forme de communication. Ils permettent de prendre du recul, de mesurer le poids de ses mots et de véritablement entendre ce que l'autre dit.

Selon Robert Greene et ses « 49 lois du pouvoir », le silence est également un outil de pouvoir.

En dire le moins possible pour ne pas se dévoiler et pour cultiver une part de mystère. L'art de se taire développe le sens de l'écoute et augmente le pouvoir.

À lire : « Les 49 lois du pouvoir » de Robert Greene.

125 - Arrêter d'être un Monsieur « je sais tout »

« Just do it » – Slogan de Nike

Êtes-vous de ceux qui cherchent à tout contrôler ?

Et spécialement la vie des autres. Comment les gens devraient agir, que devraient-ils faire, penser.

Mauvaise nouvelle, vous êtes dur à supporter pour les autres et surtout pour vous-même. Vous vous épuisez en vain à essayer de tout contrôler.

Personne n'est parfait, à commencer par vous.

Si vous souhaitez être un exemple, que l'on vous suive, contentez-vous d'agir. Vos actions, vos réalisations auront beaucoup plus de poids que vos sempiternelles remarques et discours moralisateurs.

Comment y parvenir ? Il faut prendre des risques. Ne pas se contenter d'intention et de paroles. Mais se caler dans la réalité des choses que l'on fait. Au risque de faire des erreurs.

À faire : Qu'allez-vous faire de nouveau ce mois-ci ?

126 - Communication 2.0
Les secrets des Quinquas branchés

De nos jours, les IA et les applications de communication facilitent grandement nos interactions sociales et professionnelles.

La crise du Covid a accéléré l'essor du télétravail et l'utilisation de nouveaux outils pour mieux communiquer.

Des outils comme Grammarly ou mon préféré MerciApp vous aident à peaufiner votre langage écrit et à devenir meilleur en orthographe.

Des plateformes comme Zoom, Teams ou Slack facilitent la communication à distance.

Nous vivons une révolution technologique où il est possible de converser avec des IA de manière presque naturelle.

Sky is the limit, les possibilités sont infinies.

Ne passez pas à côté de cette avalanche de technologie pour devenir un meilleur communicant et être plus productif.

Conseil : Téléchargez et utilisez ces outils.

C'est en forgeant que l'on devient forgeron.

Chapitre 12

Travail et Carrière

Rester Bankable
après 50 ans

"On ne mange pas un éléphant en une seule bouchée, mais morceau par morceau."
Proverbe africain sur la persévérance

À 50 ans, la carrière professionnelle est l'objet d'intenses réflexions. Un moment charnière où nous sommes nombreux à reconsidérer notre place au travail et à envisager de nouvelles perspectives.

Comment faire ? Quelle voie choisir pour un travail en phase avec nos valeurs et riche de sens ?

Ne pas se reposer sur ses lauriers est crucial. Le monde du travail évolue rapidement, et ceux qui ne s'adaptent pas risquent de se retrouver à la traîne.

L'âge d'or : Exploitez votre expérience à 50 ans et +

Continuer à se former est plus que jamais une nécessité pour rester compétitif.

L'intelligence artificielle et les nouvelles technologies regorgent d'opportunités de carrières et d'emplois. La cinquantaine est une période formidable pour changer de métier, se réorienter.

Ce chapitre donne les clés pour se lancer et pour rester bankable dans le monde du travail.

13 conseils pour gagner en efficacité et
rester bankable au travail après 50 ans

127 - S'endormir sur ses lauriers, Une erreur fatale après 50 ans

« La vie, c'est comme une bicyclette,
il faut avancer pour ne pas perdre l'équilibre. »
Albert Einstein

Le monde évolue en permanence. Certains métiers disparaissent, d'autres voient le jour.

Aujourd'hui, il n'est pas rare de devoir changer de métier ou de carrière avant l'âge de la retraite.

Comment rester à la page ? La réponse réside dans un cocktail de curiosité et de soif d'apprendre.

Stagner, le début de la Fin ?

Élargir et acquérir de nouvelles compétences est la recette de l'épanouissement professionnel.

Puiser dans son congé annuel de formation ou choisir d'apprendre seul ; les possibilités sont nombreuses.

Rappelez-vous cette règle : stagner, c'est régresser.

Conseil : Le site Udemy.com propose plus de 100 000 vidéos de cours pour apprendre sur presque tous les sujets.

128 - Les IA, des opportunités de Reconversion

Le savez-vous ? Une étude du cabinet Goldman Sachs parue en 2023 estime que 300 millions d'emplois sont directement menacés par les IA aux États-Unis et en Europe.

L'avancée des technologies et les IA bousculent notre façon de travailler, le fonctionnement des entreprises.

Ce nouveau paradigme ouvre la voie à de nombreux nouveaux métiers. Parmi eux, les besoins en cybersécurité explosent.

La capacité à exploiter le potentiel des IA est sans limites.

Se familiariser avec ces outils est un pont d'or pour une reconversion professionnelle après 50 ans.

Formez-vous

- ✓ **Formation en ligne** : De nombreuses plateformes comme Coursera, edX, et Udemy proposent des cours spécialisés en IA, cybersécurité, et autres domaines technologiques.
- ✓ **Certification professionnelle** : Obtenir des certifications reconnues dans ces domaines, comme les certifications en cybersécurité (*CISSP, CEH*) ou en IA (*Google AI, Microsoft AI*), peut grandement améliorer votre employabilité.

À faire : Commencez à suivre l'actualité des nouvelles technologies. Il y a toujours des nouveautés.

129 - Nouvelles Technos
Tout s'accélère

Les technologies évoluent à une vitesse fulgurante. Comment ne pas rester à la traîne ?

Écouter des podcasts, suivre des YouTubeurs, les moyens de se tenir informé sont au fond de votre poche.

Quelques pistes à explorer :

Podcasts spécialisés : Il existe de nombreux podcasts dédiés à l'IA, à la cybersécurité et aux nouvelles technologies.

Des émissions comme "Comptoir IA", "Monde Numérique", et "Le Rendez-vous Tech" offrent des mises à jour régulières et des analyses approfondies.

Le podcast de France Inter "Le Code a changé" est passionnant.

Chaînes YouTube éducatives : Suivre des chaînes YouTube comme "CrashCourse AI", "Computerphile", et "Khan Academy" peut fournir des explications claires et accessibles sur des concepts complexes.

Bref, votre avenir professionnel est à portée de souris, au bout de votre doigt.

Suggestion : Comment votre métier est-il impacté par les nouvelles technologies ?

130 - Apprendre avec l'IA
Votre professeur personnalisé

« La seule vraie sagesse est de savoir que vous ne savez rien. » - Socrate

Les IA comme ChatGPT se transforment à la demande en professeur particulier. Imaginez un enseignant disponible 24/7, capable de s'adapter à votre rythme, de répondre à vos questions et de vous interroger pour valider votre progression. L'IA peut vous y aider. ChatGPT propose tout un catalogue d'outils spécialisés appelés GPTs.

Universal Primer

J'ai pu tester récemment Universal Primer, un outil qui permet d'apprendre tout ou presque. Je voulais comprendre les bases en cybersécurité. L'IA et ce GPTs m'ont proposé un plan de cours avec des leçons, du texte et des exercices pour maîtriser les bases du sujet. J'ai suivi la formation à mon rythme et en modifiant même le contenu au fil de mon es questions.

Conseil : Transformez l'IA en votre professeur personnel et explorez les vastes possibilités d'apprentissage qu'elle offre. Vous ne savez pas tout, mais vous pouvez tout apprendre.

À faire : Choisissez une compétence que vous voulez acquérir et commencez à utiliser une plateforme d'apprentissage par IA dès aujourd'hui.

131 - Comment échapper au burn-out avant de disjoncter ?

« Vous ne pouvez pas relâcher les tensions en gardant la bouche fermée et les mâchoires serrées et en fermant le poing dans votre poche. »
Catherine Vasey, "Le burn-out au travail"

Le risque de burn-out professionnel augmente avec l'âge. Les capacités physiques et intellectuelles sont mises à mal par l'âge. Le corps peine à garder le rythme et à gérer la pression.

Le burn-out est un véritable épuisement professionnel, touchant en priorité ceux très investis dans leur travail, mais pas reconnus à leur juste valeur.

L'expression « Je me sens tendu » est un signe avant-coureur de burn-out. Laisser cette tension mentale s'accumuler est mauvais.

Il faut l'évacuer : *sauter, bouger, crier, courir, chanter...* débarrassez-vous physiquement du stress pour échapper au burn-out.

À méditer : Personne n'est parfait. Mettez les choses en perspective. Il n'y a pas que le travail dans la vie.

132 - Comment briser la routine Métro, Boulot, Dodo ?

« Vivre, c'est changer. Voilà la leçon que les saisons nous enseignent. »
Paulo Coelho, romancier brésilien

Si votre travail se résume par les mots routine, stress, ennui, hiérarchie… Il est temps d'agir.

Comment changer d'orientation professionnelle ou rebondir après le cap des cinquante ans ?

Voici 5 idées à considérer avant d'agir :

- ✓ Écouter son instinct qui vous pousse au changement
- ✓ Ne pas agir sur un coup de tête, avoir un plan
- ✓ Faire une formation sur le changement. Voir le site de Marc Vachon, OserChanger.com
- ✓ Apprendre de nouvelles compétences, passer à l'action
- ✓ Rester en poste et créer sa propre activité (voir comment créer un Side Hustle)

À faire : Imaginez, apprendre une nouvelle compétence par trimestre. Voir le site Udemy (plus de 100 000 cours en ligne).

Ou faire la formation en ligne « Changer sa vie » de Marc Vachon.

133 - Défiez votre pilote automatique
La Renaissance à 50 ans

« Les bonnes habitudes sont beaucoup plus faciles à perdre que les mauvaises. »
Somerset Maugham

Le cerveau fonctionne souvent en mode pilotage automatique.

Combien de fois nous arrive-t-il, par exemple, de conduire tout en pensant à autre chose, tout surpris de se voir déjà arrivé à destination, sur un itinéraire que l'on emprunte trop régulièrement ?

L'inconnu et les nouveautés effraient, et notre esprit préfère « la zone de confort » de ce qu'il connaît déjà.

Vouloir changer, surtout si la version actuelle ne vous plaît pas, n'est pas facile. Mais c'est nécessaire : les défis, les progrès, les challenges nous font avancer.

Se complaire dans ce que l'on sait déjà est
la recette assurée du déclin.

Le succès est de créer de nouvelles habitudes pour remplacer les anciennes. Notre cerveau est malléable, alors dérouillez-le.

À lire : « Le pouvoir des habitudes, changer un rien pour tout changer » par Charles Duhigg.

134 - Comment apprendre facilement de nouvelles choses ?

« Le moment le plus important, c'est le présent, car si on ne s'occupe pas de son présent, on manque son futur. » - Bernard Werber, *"Le Jour des Fourmis"*

Lire est un moyen efficace pour apprendre de nouvelles choses. Mais, encore faut-il avoir le temps.

Les nouvelles technologies peuvent nous aider. On assiste depuis quelques années à l'explosion des podcasts. Ce média est une façon moderne de se cultiver et d'approfondir ses connaissances.

Il existe des podcasts sur un nombre incroyable de sujets. Dans les transports, en faisant son jogging, en voiture… Vous pouvez écouter ces contenus riches et variés.

Gratuit et accessible via son portable, il n'a jamais été aussi facile d'apprendre. Personnellement, j'utilise Spotify où je suis abonné à divers podcasts. J'en écoute même en anglais. Je ne comprends pas tout, mais cela m'aide à maintenir un bon niveau d'anglais.

Mon dernier coup de cœur est pour le podcast **"Légend"** de **Guillaume Pley.** Et, si je leur envoyé un message pour participer à l'émission ? Après tout, un mec dans la cinquantaine qui apprend en autodidacte, qui écrit des livres… ce ne doit pas être courant. Qu'en pensez-vous ?

À faire : Mettez à profit vos trajets quotidiens pour écouter sur votre smartphone des podcasts.

135 - La loi universelle pour Réussir et pour Changer

" Si vous n'avez pas le temps pour les petites choses,
vous n'aurez pas le temps pour les grandes, non plus. "
Richard Branson

Ce guide fourmille de conseils pour améliorer tous les aspects de votre vie : santé, alimentation, sommeil, travail, finances...

Mais rien n'est magique. Les progrès et les changements exigent de transformer la théorie en actions concrètes.

Agissez ! Prenez des risques !

Sinon, c'est le statu quo. Ne craignez pas de faire des erreurs.

Rien n'est jamais parfait au départ. C'est le prix à payer pour avancer, progresser, changer ou refaire sa vie après 50 ans.

Lisez le livre « La Magie de l'action : Le livre de développement personnel pour agir, s'accomplir et vivre mieux » de Julien Castel.

136 - Adieu Multitâche
Le secret de la productivité
des Quinquas

« C'est n'être nulle part que d'être partout. »
Sénèque, philosophe romain

Le monde moderne incite à aller vite, à faire plusieurs choses en même temps. Mais est-ce une bonne chose ?

Smartphone, ordinateur, courriel… Tout le permet facilement. Mais est-ce vraiment productif ? Des études montrent que non !

Le multitâche, le changement perpétuel d'activité, ferait perdre jusqu'à 40 % de productivité.

Notre cerveau n'est pas conçu pour le multitâche. Faites une chose à la fois, mais faites-la bien.

À faire : Pour rester concentré sur la tâche à accomplir, éliminez les distractions extérieures (notifications, appels…).

137 - Stoïcisme à 50 ans
La Clé d'un nouveau Départ

" Étudie, non pour savoir plus, mais pour savoir mieux " - Sénèque

Performance au travail rime avec le bon état d'esprit. Le bon mindset, comme disent les Anglo-Saxons, est crucial pour éviter les erreurs de votre première vie, celle avant 50 ans.

Mais comment changer sa façon de penser ? Une philosophie millénaire simple et facile à comprendre peut vous y aider.

Le Stoïcisme, des principes faciles à comprendre

L'un des fondements de cette philosophie est de diviser les choses en deux catégories : celles que l'on peut contrôler et celles sur lesquelles nous n'avons aucun contrôle.

Simple de prime abord, **cette distinction peut changer votre vie en un instant.**

Concentrez-vous sur les aspects de votre vie où vous avez du contrôle et acceptez les autres avec détachement.

Pour info : Le stoïcisme est l'objet de mon nouveau livre
"50 Ans et SuperStoïque"

138 - Comment être plus productif ?
La loi de Parkinson

« Le temps est votre allié le plus fidèle.
Beaucoup de choses peuvent être faites en dix minutes… »
Ingvar Kamprad, fondateur de l'enseigne IKEA

Parkinson, on ne parle pas ici de la maladie, mais bien d'une loi sur l'efficacité personnelle.

Selon cette règle, chaque tâche finit par s'étaler sur le temps qui lui est imparti.

Pensez, par exemple, à ces réunions interminables qui se résument souvent en 30 minutes de travail effectif.

Afin d'être plus productif, prenez l'habitude de vous fixer des échéances et préférez les cycles de travail courts.

Idée : Faites comme Ingvar Kamprad (fondateur IKEA), qui divise son travail par périodes de 10 minutes, même pour les réunions et les appels téléphoniques.

139 - Pourquoi se mettre à l'Anglais Après 50 ans

Le saviez-vous ? L'anglais est la langue officielle de 75 pays.

En vacances à l'étranger, combien de fois ai-je regretté de ne pas parler mieux anglais ?

C'est chose faite à présent. Je suis souvent le traducteur officiel de ma petite famille lors de nos séjours à l'étranger.

Voici quatre raisons de vous mettre à l'anglais dès aujourd'hui :

1. Parler anglais est une des compétences les plus demandées par les employeurs.

2. La langue d'internet : environ 80 % du contenu sur internet est en anglais.

3. L'anglais permet de voyager. Trois milliards de personnes parlent cette langue.

4. Apprendre l'anglais (ou une autre langue) stimule la mémoire, développe le raisonnement et diminue le risque d'Alzheimer.

Que de bonnes choses après 50 ans.

À essayer : Écoutez du contenu en anglais dans votre voiture via les podcasts disponibles sur Spotify ou Deezer.

Chapitre 13

Les finances

Quelques fondamentaux
des Finances personnelles

"L'éléphant amasse ses ressources avec patience.
Il ne prend que ce dont il a besoin
et n'est jamais dans l'excès." - Sagesse orientale

Que faire lorsque la cinquantaine frappe à la porte et que l'on a négligé sa retraite, ses finances ?

Parfaire son éducation financière, faire un budget (voir la règle des 50/30/20), préparer la retraite… Voici les premières pistes à envisager pour reprendre la maîtrise de ses finances.

Il n'est jamais trop tard pour apprendre à apprivoiser l'argent. Parce qu'au fond, on ne nous l'a jamais enseigné.

Pourquoi est-il dangereux de ne dépendre que de son salaire ?

À bien y réfléchir, la sécurité financière n'est-elle pas de pouvoir jouir de plusieurs sources de revenus ?

Commençons le voyage dans le monde fascinant des finances personnelles.

10 conseils pour mieux gérer
ses finances après 50 ans

140 - Investir en Soi
La clé de la Prospérité

« Si un homme vide sa bourse dans sa tête, personne ne peut la lui prendre.
Un investissement dans le savoir paie toujours les meilleurs intérêts »
Benjamin Franklin, homme d'État américain

Pourquoi n'apprend-on pas à gérer son budget à l'école ? Voilà une matière qui m'aurait certainement aidé à ne pas jeter l'argent par les fenêtres.

À ne pas gaspiller des milliers d'euros en agios et en frais bancaires. Et peut-être même permis d'accumuler des économies qui me rapporteraient aujourd'hui des intérêts. Mais laissons là le passé.

Aujourd'hui, apprendre à maîtriser l'argent est facile via internet, dans les livres, les cours et les formations.

Bourse, immobilier, trading, cryptomonnaies, Nfts… Renforcez vos connaissances dans tous ces domaines.

Votre Santé et votre Cerveau, le meilleur des Investissements

Cette connaissance ne vous servira pas à grand-chose si vous négligez votre santé. Savoir gérer le stress permet de garder les idées claires pour prendre les meilleures décisions.

Corps et esprit, votre plus grand patrimoine, c'est **Vous**.

À faire : Comment allez-vous améliorer votre santé ?

141 - Arrêter de jeter l'Argent par les Fenêtres

« Aujourd'hui les gens connaissent le prix de tout et la valeur de rien »
Oscar Wilde, écrivain et poète irlandais.

2023 et 2024, le pouvoir d'achat est l'objet de toutes les attentions. Les prix s'enflamment, nos salaires stagnent.

Comment épargner de l'argent dans ces conditions ? Les fins de mois sont plus que jamais difficiles pour beaucoup d'entre nous.

Une partie de la réponse se trouve dans vos extraits de compte.

Passez en revue toutes les dépenses

Abonnements, frais (service bancaire, agio), assurance, factures (téléphone, électricité, chauffage), forfaits…

Posez-vous la question pour chaque dépense : faut-il la garder, la supprimer ou bien la renégocier ?

Il ne s'agit pas ici de gagner plus. Mais d'optimiser l'existant et d'arrêter de gaspiller son argent.

Conseil : Changez d'opérateur mobile, si vous possédez le même forfait depuis des années. Vous pouvez garder le même numéro.

Personnellement, j'économise 30 euros tous les mois en étant passé de Bouygues à Red by SFR et mon nouveau forfait est meilleur que l'ancien.

À faire : Étudiez vos extraits bancaires et faites les arbitrages.

142 - Comment devenir riche ?
Le secret n'est pas de gagner plus.

« N'épargnez pas ce qui reste après avoir dépensé.
Dépensez plutôt ce qui reste après avoir épargné » - Waren Buffett

La façon dont on dépense son argent est semblable au goulot d'une bouteille : plus, le diamètre du bouchon est gros et plus le liquide s'écoule rapidement.

Autrement dit, plus on gagne et plus on dépense. Comment alors gérer ce que l'on gagne ?

Comment Devenir Riche ?

Maîtriser ses dépenses et Avoir de la discipline

1) **Maîtriser ses dépenses** et suivre la règle des 50/30/20. Cette règle s'applique, quel que soit votre niveau de revenus.

2) **Avoir de la discipline** pour résister aux tentations de la société de consommation. Se demander avant chaque dépense : en ai-je vraiment besoin ?

En résumé, vous ne deviendrez pas riche en gagnant plus si vous ne maîtrisez pas vos dépenses.

À faire : Un stylo et un carnet font merveille pour jeter les bases d'une bonne gestion financière.

143 - Matelas de Sécurité
Ou l'importance de l'épargne de précaution

"C'est quand la mer se retire que l'on voit ceux qui se baignent nus."

Nous vivons souvent comme la cigale : au jour le jour, de fin de mois en fin de mois toujours plus difficiles.

Pour briser ce cercle infernal, il convient de mettre une partie de ce que l'on gagne de côté : le fameux « paie-toi en premier ».

Imaginez votre voiture qui tombe en panne, la chaudière qui vous lâche, une période de chômage qui s'éternise… Comment faire face à ces situations sans faire appel au crédit ?

Le Matelas de Sécurité, un visa pour la Sérénité

La solution est de se constituer un matelas de sécurité, une réserve financière pour le cas où. Mais de quel montant ?

Selon votre profil, le montant de la réserve doit couvrir de deux mois à deux ans de salaire.

L'atout psychologique d'une telle réserve est phénoménal. Vous pourrez affronter avec plus de sérénité les catastrophes qui ne manquent jamais d'arriver.

Le matelas de sécurité traduit votre capacité à gérer l'argent.

À faire : Se constituer un matelas de sécurité est le préambule d'une bonne gestion financière et le début de la richesse.

144 - Gérer son Budget
avec la règle des 50/30/20

*"La répartition 50/30/20 vous aidera à payer toutes vos factures,
à sortir de l'endettement et à mettre de l'argent de côté aussi simplement
que le jour succède à la nuit."* Roger C Depetris,

On sait tous qu'il faut gérer son budget. Mais comment faire ?

La règle 50/30/20 peut vous y aider. Voici un résumé de cette règle :

Divisez votre budget en trois types de dépenses

- **50% du revenu** en dépenses obligatoires : Loyer, électricité, abonnement internet et téléphonie, assurances, impôts, frais de transport, alimentation de base.

- **30% du revenu** en dépenses liées au confort de vie : Alimentation, vacances, restaurant, shopping, abonnements Netflix, Spotify… Ces dépenses sont importantes mais pas essentielles.

- **20% du revenu** en épargne ou pour sortir de l'endettement : Le premier objectif est de vous constituer un matelas de sécurité d'au moins 2 000 euros.

La répartition 50/30/20 est une carte qu'il faut suivre aussi simplement que les données de son GPS. Ce conseil est utile pour sortir du découvert et pour maîtriser son budget.

À faire : Faites votre budget selon la règle des 50/30/20.

145 - Se payer en Premier !
Le conseil que je n'ai jamais écouté

« Il y a des choses simples, bien remarquables,
mais seuls certains yeux peuvent les observer. »
Amor Abbassi, enseignant

La vie est parfois étrange.

J'ai entendu le conseil « payez-vous en premier » des dizaines de fois. Mais, cela ne faisait pas écho en moi.

Aujourd'hui, mon épargne est maigre comme une feuille à cigarette. Parce que je n'ai pas respecté cette simple règle.

J'ai omis de suivre mes dépenses et parfois elles m'ont rattrapé. J'ai souvent oublié de me payer en premier.

La vie est simple : la façon dont vous dépensez l'argent détermine votre place.

D'un côté la précarité, l'endettement, les accidents bancaires et d'un autre côté l'épargne, le capital, la sérénité.

« Se payer en premier » c'est allouer chaque mois
de 10 % à 20% de ses revenus à l'épargne.

Se payer en premier pour contrôler sa vie. Tout simplement.

Aller plus loin, le livre : « Père riche, père pauvre » T. Kiyosaki

146 - L'éducation financière que mon Père Ne m'a jamais donnée

« Ma maison est un passif ; et si votre maison est votre investissement le plus important, vous êtes en difficulté » - Robert Kiyosaki, auteur

Vous vous demandez peut-être quel genre de père j'avais ? Et pourquoi, ce qu'il a oublié de me dire peut maintenant vous aider à gérer votre argent.

Voilà quatre vérités à propos de l'argent

1) **S'éduquer financièrement** : on ne connaît rien à l'argent pour la majorité d'entre nous

2) **Faire la différence** entre bonnes et mauvaises dettes : la première catégorie sert à investir. La seconde à acheter des biens de consommation (maison, voiture, objet de luxe…)

3) **Se créer des actifs** qui génèrent des revenus

4) **Avoir plusieurs sources** de revenus : Il n'est pas sage de mettre tous ses œufs dans le même panier. Et tellement dangereux de ne dépendre que de son salaire.

N'ayons pas de regret. Même si mon père m'avait enseigné ces choses, je ne l'aurais pas écouté. Mais aujourd'hui, j'ai mûri.

À lire : "Tout le monde mérite d'être riche - Ou tout ce que vous n'avez jamais appris… à propos de votre argent" par Olivier Seban

147 - En as-tu vraiment besoin ?
Pour en finir avec le Découvert Bancaire

« L'humain n'est qu'un pantin dans la main de la consommation »
Pierre-Yves McSween

La gestion des finances personnelles est pour beaucoup de personnes chaotiques et même parfois une catastrophe.

Utiliser couramment le découvert bancaire est une bien mauvaise habitude qui enfonce plus qu'il n'aide. Mais, comment en est-on arrivé là ?

La réponse réside dans notre manière de consommer. *Voiture, Habits, Maison, Vacances, Produits high tech…*

À bien y regarder, nous consommons pour affirmer un statut social et pour exister. Nous obéissons aux diktats du marketing et de la société de consommation.

Comment briser cet engrenage ?

- ✓ Se questionner sur ses dépenses et dépenser moins.
- ✓ Se constituer au plus vite un matelas de sécurité d'au moins 2 000 euros pour parer au coup dur, aux accidents qui arrivent souvent en cascade.
- ✓ Mettre en place des prélèvements automatiques pour épargner tous les mois.

À lire : « En as-tu vraiment besoin ? » de Pierre-Yves McSween

148 - Comment éviter de se ruiner en Bourse ?

Le saviez-vous : L'effet Dunning-Kruger est un biais cognitif qui amène les personnes les moins compétentes, les débutants, à surestimer leurs compétences.

La bourse et les actions proposent sur le long terme les meilleurs rendements. À court terme cependant le risque est grand de subir des pertes en capital.

La situation s'aggrave aujourd'hui avec la démocratisation de nouveaux outils de gestion comme le trading. Une Formule 1 dans les mains de Monsieur tout le monde.

Le trading offre des perspectives de gains énormes, mais celles de pertes le sont tout autant.

Une vérité immuable : la règle des 90/90/90

Selon cette loi : 90% des traders perdent 90% de leur capital dans les 90 premiers jours.

À l'heure d'internet, des brokers en ligne, des influenceurs de la finance, il convient d'être prudent.

Gardez-vous bien de ces produits spéculatifs comme les warrants, les options et autres instruments de levier. Ne conduisez pas un véhicule qui peut rouler à 300 km/h, vous risquez l'accident au premier virage.

À faire : Évitez les instruments hyperspéculatifs. Comme le dit Warren Buffet « dans la vie, on peut tout perdre à cause des femmes, de l'alcool et des leviers ».

149 - Diversifier ses sources de Revenus

Le saviez-vous : Les millionnaires ont en moyenne sept différentes sources de revenus.

L'actualité récente a montré que la notion d'emploi ne pèse pas grand-chose lors de grandes catastrophes.

Tout peut exploser à cause d'un virus ou d'un simple accident de la vie. Votre salaire ne doit pas être l'unique source des revenus.

Quelle est la solution ?

Mieux vaut prévenir que guérir.

Même si votre situation professionnelle semble stable, la sagesse est de disposer de plusieurs sources de revenus. À 50 ans, vous pouvez :

- ✓ Apprendre les mécanismes de la **bourse** (*dividendes*),
- ✓ Investir dans **l'immobilier** (*loyer*),
- ✓ Investir dans les montres de luxe, ou dans les places de parking, les cryptomonnaies... (*voir le podcast La Martingale de Matthieu Stefani*)
- ✓ Bâtir un **revenu complémentaire** en plus de votre travail (*Side Hustle*).

À lire : le livre en anglais "*Side Hustle: From Idea to Income in 27 Days*" de Chris Guillebeau...

Partie III

Les 7 Challenges à relever

*« Le meilleur moment pour planter un arbre était il y a 20 ans.
Le Deuxième meilleur moment est maintenant. »*

En me basant sur mes pratiques et mon expérience, je vous propose sept défis à relever.

Chaque challenge s'étend sur une durée minimale de dix jours. Ils abordent les thèmes du stress, de l'alimentation, des finances, du vieillissement, de la santé, et de la testostérone.

Bien entendu, rien n'est magique. Vous n'obtiendrez pas de résultats transcendants sur une période aussi courte.

Ces défis sont avant tout des pistes à explorer.

Les 2% qui vont changer votre vie

Comment se réinventer et changer après 50 ans ?

Avant tout, il s'agit de s'occuper de soi et de s'accorder du temps. Imaginez les bienfaits si vous vous consacriez une demi-heure chaque jour.

Je vous entends déjà : "Mais moi, je n'ai pas le temps". Réfléchissez-y : 30 minutes ne représentent que 2% d'une journée.

Investir 2% de son temps pour avoir une vie plus belle, être en meilleure santé et probablement vivre plus longtemps, n'est-ce pas un excellent compromis ?

À faire : commencez par le défi de votre choix. Mais n'essayez pas de relever les sept challenges en même temps.

Challenge n°1
Gérer le stress et éviter le burn-out

Le stress nous envahit un peu plus chaque jour.
Et, c'est nous qui lui ouvrons la porte" Roger C. Depetris

Prendre soin de vous et filtrer les informations qui entrent dans votre cerveau. Ce challenge vous aide à lutter contre le Stress.

☐ Éteindre son portable (ou mode avion) après 18 h pour réduire sa dépendance aux écrans

☐ Sortir et faire 20 minutes de marche au minimum chaque matin pour l'activité physique

☐ Pratiquer au moins cinq minutes de cohérence cardiaque le matin au réveil et le soir au coucher.

☐ Au dodo avant 22 h pour soigner son sommeil (extinction des feux 23 heures max)

☐ Faire une bonne action chaque jour pour pratiquer la gratitude

☐ Terminer sa douche avec de l'eau froide, sans doute le meilleur geste à faire pour sa santé.

☐ Limiter les news, les informations pour contrôler les pensées qui arrivent dans votre cerveau

☐ Dormir au moins huit heures par nuit

☐ Faire de la place : livre, habits, garage, vieux meubles, réseaux sociaux, entamer un désencombrement massif autour de vous.

Challenge n°2
Reprendre sa Santé en main.

"La santé dépend plus des précautions que des médecins." Jacques-Bénigne Bossuet

Entre 40 et 50 ans, les pépins de santé s'installent doucement, sans bruit. Soyez prudent et prévoyant. Ce challenge pose les jalons d'une vie future en bonne santé.

☐ Prendre rendez-vous avec votre médecin pour effectuer un bilan sanguin et hormonal

☐ Faire au moins 20 minutes d'activités physiques chaque jour (*marche, footing, jardinage, mini trampoline...*)

☐ Pratiquer au moins 10 minutes d'exercice respiratoires

☐ Aucune boisson sucrée (*soft, boisson énergisante, boisson light*), pas de fast-food, ni malbouffe

☐ Au dodo avant 22 h. Lecture, écriture jusqu'à 23 max

☐ Pas d'alcool pendant 10 jours pour laisser votre foie au repos, puis deux verres max, un jour sur deux

☐ Savon et produits naturels pour le soin pour réduire votre exposition aux substances chimiques

☐ Laisser une paire de baskets dans votre voiture, pour faire facilement de l'activité physique tous les jours

☐ Faites au moins deux saunas sur les 10 jours.

Challenge n°3
Comment Manger et perdre du Poids ?

"Nous sommes ce que nous mangeons, mais ce que nous mangeons peut nous aider à être beaucoup plus que ce que nous sommes". - Alice May Brock

Parce qu'en matière d'alimentation "Quand" et aussi important que "Quoi" manger. Un défi simple pour améliorer votre alimentation, votre santé et perdre du poids sans régime.

☐ Réduire sucre et sel

☐ Rajouter de la couleur dans votre assiette avec des légumes

☐ Pas de junk food, malbouffe ni de boissons soft

☐ Prendre le temps de manger, en regardant ce que vous faites et en mâchant davantage

☐ Ne pas manger pendant 12 h au minimum chaque jour pour tester le jeûne intermittent

☐ Boire au minimum 1.5 litres d'eau type Mont Roucous

☐ Réduire votre consommation d'aliments hyper transformés, ceux dont la composition dépasse cinq ingrédients.

☐ Abuser du bon Gras (*huile d'olive, avocat, noix, noisette*)

☐ Réduire la consommation de viande rouge

☐ Démarrer une cure de gelée royale ou de compléments alimentaires d'origines naturelles

Challenge n°4
Booster sa Testostérone

"Nos corps sont nos jardins, nos décisions nos jardiniers." William Shakespeare.

La testostérone est certainement l'hormone qui aura le plus d'impact sur vos années à venir.

Un challenge pour combattre la baisse de la testo qui touche trop d'hommes après la cinquantaine.

☐ Vive le froid, la salle de bains est l'endroit idéal pour s'exposer au froid. Coupez l'eau chaude à la fin de votre douche et terminez par une minute d'eau froide.

☐ Pas de Porno, voir expérimenter le NoFap challenge

☐ Essayer le jeûne intermittent 15/8

☐ Pas de junk food, pas d'aliments frits

☐ Faire 10 Mn d'exercice respiratoires par jour

☐ Incorporer des séances de Hiit dans les séances de sport (kettlebell, entraînement de Zach Bush (après avis médical bien sûr)

☐ Réaliser une chose que vous n'avez pas l'habitude de faire, histoire de sortir de votre zone de confort.

☐ Dormir au moins huit heures par nuit

Challenge n°5
Éviter de prendre un coup de Vieux

"On ne voit vieillir que les autres." André Malraux

Je parle par expérience. Je vois trop d'hommes prendre un coup de vieux après 50 ans. Ce défi vous montre comment rester jeune, actif et en forme. Prenez soin de vous !

☐ Boire beaucoup d'eau

☐ Aller marcher, courir en extérieur tous les jours

☐ Dormir 8 heures par nuit

☐ Méditer chaque jour, cela peut être par faire des exercices respiratoires. Exemple, faire cinq minutes de cohérence cardiaque le matin au réveil et le soir au coucher

☐ Faire une cure de collagène

☐ Être plus heureux : Pratiquez la Gratitude

☐ Optimisez votre alimentation avec des compléments alimentaires d'origine naturelle

☐ Réduisez vos mauvaises habitudes (*cigarette, alcool, trop de sucre, sédentarité, pas de sport*)

☐ Dresser un bilan de Santé

☐ Essayer le jeûne intermittent sur une durée au minimum de 12h chaque jour

Challenge n°6
Reprendre la main sur ses Finances

"Le pauvre d'argent est riche de remarques et d'avis." Proverbe arabe

Un challenge autour de l'argent et des finances personnelles.

Parce que vous ne construirez rien de pérenne ni de stable si les questions d'argent demeurent problématiques après 50 ans.

☐ Se demander à chaque dépense : en ai-je vraiment besoin ?

☐ Faire son budget sur le principe 50/30/20

☐ Démarrer la lecture d'un ouvrage consacré aux finances personnelles, comme le livre d'Oliver Seban

☐ Suivre le podcast financier de Matthieu Stefani, la Martingale

☐ S'interroger sur le budget voiture. C'est un des plus coûteux dans le budget. C'est aussi le poste où l'on peut faire de grosses économies

☐ Faire le point sur votre abonnement téléphonique et sur votre complémentaire santé, des économies sont à la clef.

Challenge n°7
Le challenge de l'Auteur

*"Avoir une belle vie est assez simple en somme.
Tout est une question de choix et de priorités."* Roger C. Depetris

Vous le savez peut-être, mais j'ai avant tout écrit ces conseils pour moi. Je les ai adoptés pour la plupart. Ils m'aident au quotidien à être en meilleure santé et à avoir plus d'énergie.

J'ai choisi pour vous 14 habitudes qui sont pour moi essentielles. Celles qui me procurent les plus grands bienfaits.

Je vous propose donc ce défi à réaliser sur 10 jours et d'observer les bienfaits par vous-même.

☐ Aller marcher en forêt ou en pleine nature au moins 15 minutes par jour

☐ Marcher pieds nus ou toucher les arbres pour se reconnecter à l'énergie terrestre (voir le Grounding)

☐ Boire au moins 1.5 litres d'eau. Éviter l'eau glacée qui sort du frigo

☐ Faire cinq minutes d'exercices avec kettlebell à la fin de votre marche, de votre footing

☐ Pratiquer une diète de l'actu, pas de journal télévisé ni de notifications sur votre smartphone.

☐ Mettre son portable sur mode avion au moins 12 heures chaque jour

☐ Écouter au minimum un podcast par jour, cela peut être en marchant ou dans votre voiture

☐ Commencer la lecture d'un roman

☐ Finir chaque douche par de l'eau froide, complètement froide

☐ Démarrer une cure de compléments alimentaires (pour moi, c'est Athletics Green, que je consomme presque chaque matin)

☐ Pratiquer cinq minutes de cohérence cardiaque le matin au réveil et le soir avant le coucher

☐ Rester au minimum 12 heures sans prise alimentaire

☐ Dormir huit heures par nuit

☐ Faire au moins un sauna chaque semaine

Réflexion

"L'éléphant vit en communauté.
Il sait que sa force vient aussi
de ceux qui l'entourent."
Dicton africain

À propos de moi

" Quand il y a un doute, c'est qu'il n'y a pas de doute. Ça, c'est la première chose qu'ils t'apprennent ! " - Sam / Film Ronin. Une citation qui rappelle le pouvoir de notre intuition pour nous guider vers les bons choix dans la vie.

Bonjour, je m'appelle Roger.

Ceux qui me connaissent me demandent souvent : "Mais est-ce que tu suis vraiment tous les conseils de ton guide ?"

La réponse est oui, pour la plupart. Bien sûr, rien n'est parfait et j'ai encore beaucoup de progrès à faire, notamment concernant l'argent, les objectifs et le mental.

Ces conseils, que j'expérimente depuis des années, m'ont déjà énormément aidé sur le plan de la santé. Aujourd'hui, je suis en bien meilleure forme qu'il y a quelques années. Malgré des problèmes pulmonaires chroniques, je respire mieux et je maîtrise l'asthme qui me menaçait.

Je gère parfaitement mon poids. J'ai perdu une quinzaine de kilos sur plusieurs années et je me stabilise maintenant autour de 75 kg pour 1m74. Je ne suis pas de régimes particuliers et je mange parfois comme un ogre.

Ces conseils m'aident aussi à gérer le stress au quotidien et mon sommeil est plus réparateur qu'auparavant. J'essaie d'avoir une activité physique quasi quotidienne : *marche avec bâtons, séances de mini-trampoline, et depuis peu, le Qi Gong (une véritable révélation).*

Je termine chaque douche à l'eau froide. J'adore le sauna et les bienfaits de l'eau thermale.

Je ne vous le cache pas, je fais parfois des excès. J'aime le vin et les bons repas, et je reste un éternel perfectionniste.

Mais cette hygiène de vie, ces habitudes me permettent de rester dans les clous. Ce n'est pas toujours facile et cela demande du temps et des efforts. Les clés du succès pour garder la forme, bien vieillir et rester en bonne santé sont la constance et la persévérance. Et j'allais oublier : savoir se remettre en question.

Mon objectif avec ce guide est de partager toute mon expérience. J'espère pouvoir vous aider à ne plus subir votre vie et à reprendre les choses en main. Je sais, le programme est ambitieux, mais cela en vaut tellement la peine.

Pour info : je suis né en 1968 et j'habite dans l'Est de la France, à proximité de Metz. Je suis marié depuis plus de 20 ans et j'ai l'immense joie d'être père d'un magnifique garçon.

J'ai publié trois guides pour nous, les hommes. "Avoir 50 Ans" est mon premier livre, que je continue à perfectionner régulièrement au fil de mes découvertes.

Mon dernier ouvrage parle de stoïcisme, une philosophie facile à comprendre et à appliquer qui aide les hommes à changer leur vision des choses. "50 Ans et SuperStoïque" est également disponible sur Amazon.

Une dernière confidence avant de vous quitter : mon nom d'auteur est mon vrai nom, que je portais jusqu'à mes 13 ans. L'écriture est pour moi une belle revanche sur la vie.

À faire : je vous propose un challenge basé sur mes pratiques.

Ressources

Livres, Vidéos, Podcast pour devenir un Super Quinqua

*" Mieux vaut prendre le changement par la main
avant qu'il ne nous prenne par la gorge. " - Winston Churchill*

Le Stress

- ✓ La Respiration pour la Maîtrise de Soi, de Leonardo Pelagotti et sa chaine YouTube Inspire Potential
- ✓ Les vidéos de Jean-Marie Frécon et celles de la chaine « Take a deep Breath »

L'Alimentation

- ✓ Satchin Panda, l'importance des rythmes biologiques « en anglais
- ✓ Mangeons Vrai » Anthony Fardet
- ✓ Le Régime Hormone » du Dr Thierry Hertoghe

Le Cerveau

- ✓ Guérir le stress, l'anxiété, la dépression sans médicaments, ni psychanalyse" de David Servan-Schreiber
- ✓ La musique de Ludovido Einaudi et de Malte Marten

La Respiration

- ✓ Respire, tout simplement : Explorer l'infini potentiel du souffle pour favoriser la vitalité et la guérison" Dan Brulé

- ✓ The Oxygen Advantage: The simple, scientifically proven breathing technique that will revolutionise your health and fitness" Patrick McKeown
- ✓ Breath: The New Science of a Lost Art" James Nestor
- ✓ Les Vidéos de Wim Hof et celles de Leonardo Pelagotti

L'Exercice physique

- ✓ T12S - Transformation 12 semaines : 20 minutes de sport à la maison 4 fois par semaine, sans régime ! de Jessica Mellet et Alexandre Mallier
- ✓ Les vidéos sur l'entrainement de Zach Bush

Le Sommeil

- ✓ Sleep Smarter: 21 Essential Strategies to Sleep Your Way to a Better Body, Better Health…" de Shawn Stevenson
- ✓ Les vidéos d'exercices de Cohérence Cardiaque

La Santé

- ✓ Prenez votre santé en main ! de Frédéric Saldmann
- ✓ Huit semaines pour en finir avec le diabète, sans médicaments de Michal Mosley
- ✓ Remettez vos pendules à l'heure ! : Mieux vivre grâce à la chronobiologie du Dr Patrick Lemoine.
- ✓ Les pouvoirs cachés du foie : Gagnez des années de vie en bonne santé ! du Pr Gabriel Perlemuter
- ✓ Giulia Enders, les charmes discrets de l'intestin
- ✓ Les podcasts de Shawn Stevenson et de Ragan Chatterjee

Bilan, projets, se réinventer

- ✓ Marie Kondo, l'art du rangement
- ✓ Hal Elrod, The Miracle Morning
- ✓ La règle des 5 secondes de Mel Robbins
- ✓ Le pouvoir des habitudes Charles Duhigg
- ✓ Les livres de James Altucher et son podcast Altucher Show
- ✓ Le podcast Legend de Guillaume Pley

Les Finances

- ✓ Père riche, père pauvre de Robert T. Kiyosaki
- ✓ En as-tu vraiment besoin ? de Pierre-Yves McSween
- ✓ Tout le monde mérite d'être riche - Ou tout ce que vous n'avez jamais appris à l'école à propos de votre argent par Olivier Seban
- ✓ Les podcast Immobilier Company et la Martingale
- ✓ Side Hustle: From Idea to Income de Chris Guillebeau

La Communication

- ✓ Comment se faire des Amis, Dale Carnegie
- ✓ Influence et manipulation de Robert Cialdini
- ✓ Les 49 lois du pouvoir de Robert Greene
- ✓ Le podcast Dialogues par Fabrice Midal